精准饮食抗癌智慧

畅销书《癌症只是慢性病：何裕民教授抗癌新视点》
《生了癌，怎么吃：何裕民教授饮食抗癌新视点》
著者最新力作

U0101360

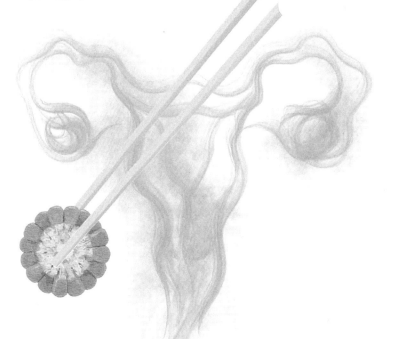

生了卵巢癌，怎么吃

主 审：何裕民　主　编：孙丽红　程　羽

副主编：赵紫娟　洪　丽

编　委：孙娜娜　蹇妮彤　原永鹏

C|S | K 湖南科学技术出版社

· 长沙 ·

序

由于卵巢癌患者似乎只能通过中西医结合才能走出困境，也因笔者多次接触（诊疗）此病患者，她们更易令人怜香惜玉，对陷于泥潭的患友感同身受，也愿在此病上投入更多关注，故笔者一直希望有本专业性的指导书，利于此类患友。现在，此想法如愿以偿了。

如多本饮食指导书一样，本书的两位主编都是我的博士生，也都已成为教授。孙丽红博士在 21 世纪之初时的博士课题就是肿瘤患者饮食与康复研究，且随我门诊诊疗癌症患者多年，颇有体会。15 年来，她一直致力于癌症患者的饮食优化，通过互联网及纸媒等传播癌症患者个性化饮食抗癌及康复知识，先后在全国 10 多家电视台讲解癌症的科学饮食，深受欢迎。并于 2012 年 6 月出版了《生了癌，怎么吃：何裕民教授饮食抗癌新视点》（主审也是笔者），对饮食抗癌可以说是中国的先行官及卓有成效的普及者。程羽博士的研究方向除了肿瘤治疗外，还专注于中医药调节菌群微环境及免疫，曾经承担并主持过肠菌与康复的国家级课题研究。他在云南中医药大学晋升副教授后，又辗转回到上海，投身于以合理饮食方案为核心的非药物疗法纠治工作，取得了一些成果和经验，临床对肿瘤等术有专攻，患者反馈良好。

他们俩珠联璧合，合作研讨卵巢癌患者急迫需要的针对性指导书籍，故曰此书既是补缺之亟须，更能对陷于水深火热之中的患友施以援助之手。相信姐妹们能够开卷有益，从中获益良多，并指导自己其后的康复之路，从而走出困境。

（一）

卵巢癌是我欲说还休的话题，本病患者虽然所占比例不高，远远不如乳腺癌（笔者诊疗乳腺癌有5500多例，卵巢癌仅1800多例），却因反复求治，经常复诊，故每次门诊中总有几位此病患者。同为女性患者，年龄上两病没有太大差异，在个性上似乎卵巢癌患者更为鲜明些。容后文细细分析。

诚如书中指出的那样，尽管手术、放化疗对卵巢癌患者的症状及预后有一定的改善作用，但有80%的患者会在治疗后2年左右复发，5年生存率很低，仅为30%左右，且病死率仍在不断升高，严重威胁着女性健康。2018年，由伦敦卫生和热带医学院组织的CONCORD项目组对61个国家卵巢癌流行趋势的研究发现，2010—2014年间，世界范围内卵巢癌患者的5年生存率为30%～50%，与1995—1999年间的数据持平。可以说，卵巢癌是所有妇科肿瘤中复发及转移率最高且死亡率居高不下的癌症，这与卵巢癌的组织类型有关。卵巢癌中最常见的是浆液性囊腺癌，占40%～50%，此癌症常呈囊实性，其中的囊液混浊，有时还呈血性。临床上常反复发作，有的可以复发几十次。虽多数患者开始时对化疗颇为敏感，但终究耗不过化疗损伤，最后大都死于多次化疗。故早在20世纪末，笔者与化疗界前辈切磋中就总结出本病需要"大中医，小化疗"，并写入多本教材及著作之中，成为我们诊疗本病的一种指导原则。

卵巢是一个腹腔器官，且位置较深，很多时候发现卵巢癌时就已属中晚期，已出现了腹水及转移等。此癌的转移途径常以散播为主，癌细胞易于脱落种植。像"天女散花"样，走到哪儿撒到哪儿，且每个细胞都是隐患，因此容易反复又反复，"黏黏糊糊"，就像湿手沾面粉，清理不干净，拖泥带水，极不痛快。但也有一个有利之处，卵巢癌早期常对某些化疗比较敏感。然化疗次数一多，敏感性会直线下降。故平素以中医药控制为主（大中医），出现明显症状时（如胀痛、腹部膨胀等），再施以小剂量化疗（小化疗），也许是聪明之举。如此，可以延续颇长时间，有的甚至最终完全稳定。

笔者有个安徽合肥的患者曹某，2010年5月因"腹水"初诊为腹膜炎而住院，经检查确诊为卵巢癌，属浆液性囊腺癌，6月1日手术。接下来就是痛苦的放化疗，治疗还在进行中出现咳嗽，12月确诊转移到肺部，后又发现骨转移。显然，化疗效果并不好。当时，她体质差到极点。鉴于此，笔者建议先停止放化疗，仅配合使用保护骨头的针剂——唑来膦酸，其他就以中医药为主，坚持温和治疗。要求是别再纠结了，反正也没法化疗了……也不主张她频繁检查，只让她3个月查一次，反正就是这么回事了。该吃吃，该玩玩。结果，奇迹发生了，她在中医药治疗4个月后，血常规检查结果显示已有所改善了。半年后，癌指标——癌抗原125（CA125）稳定并逐步正常了，后来都已在正常范围内。肺和骨的转移灶也很稳定，并缩小或趋于淡化（骨转移控制的迹象），再也没有出现其他方面的症状了。新冠肺炎疫情前她一切不错，生龙活虎，也乐于帮助患友。其实，此类案例很多，提示卵巢浆液性囊腺癌是一类颇为特殊的癌症，发展不一定很快（并不十分凶险），却"磨磨叽叽"，反反复复；但你想拼命战胜它，或许无门，却最终被拖死。有时候，换一种思路，或许柳暗花明。

（二）

笔者临床上注意到卵巢癌患者大都有鲜明的个性特征：较真、追求完美、压力偏大、纠结。精神心理因素在卵巢癌的发生及复发过程中常常起着重要的作用。笔者临床上还注意到，大多数本病患者都是在情绪剧烈受刺激及波动后不久（2～3个月）出现复发征兆的，这一点与宫颈癌、阴道癌、子宫内膜癌等有所不同。

今年的《医学与哲学》第一期我发表了一篇文章[1]。其中有个卵巢癌案例：余某，46岁时（2010年）发现卵巢浆液性囊腺癌Ⅳ期，有腹水，化疗、手术都做了，复发了多次，前后已化疗30余次。2018年下半年她辗转找到了我，因为她移居英国的亲姑姑是我研究生时期的同学。当时她又复发了，正在再次化疗中。她接连问了我两个问题："我在对抗的癌细胞究竟是怎么回事？我的化疗究竟什么时候才是终点？"这两个问题都带有哲学思想的性质，且有着普遍意义，我遂告诉她，按照常规，你将生命不息、化疗不止，直到最后"同归于尽"。但癌细胞有"智慧"，且有一定的自愈倾向（包括卵巢癌），也许换种思路，可以走出来。因为我是她长辈，也因为她已无路可走，她接受了我的劝告，并在多次复诊中逐渐接受并理解了我所阐述的道理。我告诉她，她对抗的是"乳头状浆液性囊腺癌"，一种常见的卵巢恶性肿瘤，发现时已属晚期，要彻底战胜似无可能；虽如此，但其性质缠绵，并非难以控制，早期化疗常有效，却易反复复发。按通常的做法，指标高了只知道化疗，那她的化疗就没终点。故有"活着就要化疗"一说，最终都死于化疗。但换一种思路，拉长化疗间歇时间，同时努力消解可能影响癌症进展的各种因素，包括饮食、睡眠、性格、处事方式等，釜底抽薪，或许还有可能走出化疗囚徒困境。余某当时 CA125 指标 500 多单位，须化疗，但血常规结果不支持（化疗医生不敢上）；也因余某姑姑极力推荐，遂破釜沉舟，化疗暂搁置。她偏胖，苔腻厚，肠胃与排便一直不好，湿热很重，性格刚烈，睡眠差，虽体力尚可，却浑身不舒服。我们约法三章，2 个月内不查指标，转移注意焦点，适当加些安眠药，重点是全身调整，内服外敷；她腹部不适，配合外敷后症状很快消除。2 个月后 CA125 仍 500 多单位，又继续坚持了 2 个月，CA125 降至 350 单位；再 2 个月，CA125 仅 30 单位，她与化疗医生都很高兴，总算半年后指标下降得比化疗还要理想。现 4 年了，CA125 仅 12 单位，无特别不适。初战告捷，她帮自己走出了卵巢癌的囚徒困境。

其实，我们早就注意到，卵巢癌患者检查得越频繁，复发率越高，预后越不好。1 个月查一次、2 个月查一次相比 5~6 个月查一次的，时间越长症状越能改善。1 个月查一次的最麻烦，似乎没有稳定的时间。因为你担心，所以拼命去查，查前、查后都处于纠结焦虑状态。这从侧面表明卵巢癌患者与情绪焦躁、纠结的密切关联性。对很多没有特殊症状的患者，我们主张 2～3 个月查一次血常规，这是最低限度，不能太频繁了。这是个怪现象，也是医学临床的一个悖论。

（三）

有一个案例让我陷入了深思。我的一位硕士生，北方来的，家境一般。毕业后先去北京工作，后回老家行医。2011年前后，她打电话给我，请我帮忙。原来，她母亲病了，当地怀疑是卵巢癌。我建议她先带她妈妈到北京大医院检查一下。大医院确诊为晚期卵巢癌（Ⅳ期）伴中度腹水，肚子胀得太厉害。学生曾长期侍诊于我身边，知道晚期卵巢癌是什么概念！正规的化疗、放疗等长期效果很差。当时就想请我开方，用中成药和内服外敷药，也不想手术、化疗、放疗。我说好啊！遂按常规中医药控制肿瘤，改善症状，消解腹水，内服、外敷综合治疗；同时建议配合吃点利尿药等；必要时配合相应的西医治疗。她本人是内科医生，这些都方便。此后，每两三个月改改方，有时她直接找我周边的助手（她的师兄妹）改方。一晃，几年过去了，我完全以为她妈妈走了，毕竟所有创伤性治疗都没有做。然而，2018 年 4 月，很长时间没有联系我的她，发了封邮件给我，说处方多时没有调整，希望我再调整调整，"我妈的药方已很长时间没改过了……"当时我有点吃惊和纳闷，下意识地问："你妈现在情况怎么样？"她说："我妈现在很好啊！……"我追问她妈妈近期检查结果怎样，她说："我一直没有给我妈查。反正我妈也不知道，多查也没有好处！万一知道了更麻烦！"我问她："你怎么跟你妈解释的？"她说我就对我妈说是老师说的，你患的是臌胀，是因为长期太累、太操劳了，今后需要好好休息，会好起来的。因为她回去做医生，经济条件好转了，母亲也不需要那么累了。她妈妈觉得是上海医生、自己女儿的老师所说的和所开的方，对此坚信不疑；心里十分踏实，安心听话，休息，吃药，治疗，现在活得很好。平素只是打打牌，带带外孙，患病之事丢到了九霄云外，早已无任何不适之感了。学生认定："我妈既没症状，为什么要给她查？""不是自找麻烦吗？"她的一番细述，令我当时联想翩翩：真的！她无意中用了上上策！患者不知情，心里很踏实，信服地接受着"臌胀"的中医药治疗，安心地活着，享受着！我们无须批评她的"鸵鸟"政策，而应注重用事实说话。如果第一时间对患者挑明了，不管北京、上海哪个医院，化疗、放疗哪种方法折腾，能活这么久吗？能活得这么惬意舒服吗？显然绝无可能！其实，事实胜过雄辩！我们一直强调：最好的康复药物是每个人自我内在的潜能。而这潜能的调动，首先要从改善自我期望值开始，从调整情绪开始；这一切，又始自自我正确且积极的认知。此患者是借助隐瞒病情而实现康复的，虽笔者不太赞同此做法，有时候在文化层次较高人群中也颇难做到。但对于能够实现如此结果导向，又何尝不可！我们一直认为，生存权远远大于知情权！最后，她妈妈于2020年因突发心脏病，抢救不及时，78岁时走了，对于患晚期卵巢癌后还维持了10年左右的生命，她本人也感到于心可安，毕竟在北方当地，能够活到这个年龄，且是晚期卵巢癌患者，已算是挺不错的了！

可见，本病很多情况下本身进展并不是很快，综合调整，注重情绪，有时也能够获得不错的效果！反过来推理，如果一切挑明了，但患者不善于控制情绪，还能有如此效果吗?! 因此，对多数本病患者，笔者十分注重情绪及个性等的调控。

（四）

卵巢癌患者的饮食问题，值得研究，但有待明确结论。

前述的余某，我们接诊时胃肠道问题很大，我们纠治时重点关注了胃肠道的调整。其良好效果是否与此相关，难以评说，但调整胃肠道对慢性病控制有意义却是明确的。现在研究表明：卵巢癌似乎与胃肠道及肠道菌群关系很密切。有证据提示：正常阴道微生态系统是由阴道内菌群、机体内分泌调节和阴道生理结构共同组成的，以维持阴道酸性环境、抵抗病原菌侵袭。阴道微生态是复杂且灵敏的生态系统，当各种因素影响阴道微生态平衡时，会引起各类妇科炎性疾病，如细菌性阴道炎是阴道内正常菌群失调所致的一种混合感染，外阴阴道炎多是由假丝酵母菌引起的炎症，滴虫阴道炎是由阴道毛滴虫引起的阴道炎症，单纯疱疹病毒引起生殖器疱疹……而临床上常见的妇科恶性肿瘤都在一定程度上存在着明显的阴道微生态系统失衡现象。如宫颈癌被普遍认为与人乳头瘤病毒（HPV）感染高度相关；子宫内膜癌的发生与肥胖、雌激素水平升高、高血压、胰岛素抵抗、吸烟、饮酒等因素有关，而肠道菌群失调会导致肥胖、雌激素水平升高、高血压，可见肠道菌群失调与子宫内膜癌之间亦有密切联系；卵巢癌患者对肠道菌群则较为敏感，与宫颈癌和子宫内膜癌等妇科恶性肿瘤相比，卵巢癌患者在治疗过程中的胃肠道症状较为突出，在发病初期就可能表现出腹痛、腹胀、消化不良、便秘和早期饱腹感等明显肠道症状。因此，我们近期在几乎所有的妇科肿瘤，尤其是卵巢癌患者的纠治中，都加强了胃肠道及肠道菌群的调整。如此操作，既可以改善患者的消化吸收，也可以改善其睡眠状态（我们有通过改善肠道菌群以改善睡眠之招），并以此作为基本原则，常常可以获益无穷。

笔者有一位患友，原某央企财务总监，患卵巢透明细胞癌晚期，找到笔者诊疗，且信奉笔者强调的心身医学思想原则，在这原则指导下康复良好。现多年过去了，有感而发，专门为妇女姐妹们编撰了一本书籍——《被癌症盯上的 11 种女人》，将其心得及感悟表达了出来。建议姐妹们可以寻来看看，一定获益不浅。因为过来人的感悟可以给后来者诸多价值连城的提示及指导。

最后，回到孙丽红及程羽两位博士写的本书——《生了卵巢癌，怎么吃》，建议有兴趣者认真读读，细细琢磨，因为难治性卵巢癌的饮食及针对性指导非常重要，且意义突出，认真阅读后定会收获良多，有助于走出困境。

上海中医药大学教授、博士生导师
中华医学会心身医学分会前任会长　何裕民
中国健诺思医学研究院创始人
2022 年 7 月 25 日

前言

　　本书两位主编都是何裕民教授的博士生。孙丽红老师在
21世纪之初读博士期间，在导师何裕民教授（即本书的主审）
的指导下，就进行了肿瘤患者饮食与康复方面的研究，并随何
裕民教授门诊诊疗癌症患者多年，颇有体会。她还一直致力于
癌症患者的饮食科普，通过微信公众号、报刊等媒体形式传播
癌症患者饮食的知识，先后在全国多家电视台讲解肿瘤患者的
科学饮食，深受欢迎。孙丽红老师于2012年6月出版发行了
《生了癌，怎么吃：何裕民教授饮食抗癌新视点》（主审也是何
裕民教授），并于2016年又修订出版了第二版。程羽老师的研
究方向是中医药调节人体免疫系统和菌群微环境。在导师何裕
民教授的指导下，针对肿瘤患者免疫力、肠道微环境等领域开
展了系列研究，特别是在以合理饮食方案为核心的非药物疗法
方面进行了大量工作，取得了一些成果和经验，并积极应用于
防治肿瘤的临床工作中，为患者提供中医干预＋饮食调理的综
合方案，反馈效果良好。
　　《生了癌，怎么吃：何裕民教授饮食抗癌新视点》自出版
发行以来，广受好评，发行量屡创新高。此书先后被中国书刊
发行业协会评为"2012—2013年度全行业优秀畅销书"，被中

国图书商报评为"2012年度畅销书",荣获出版商务周报评定的 2012 年风云图书"年度风云生活书提名奖"。这些都确立了此书在中国民众饮食防控癌症中的历史性地位,对推广肿瘤科学饮食、中医食疗药膳文化起到了积极的作用。

卵巢癌是严重威胁女性健康的恶性肿瘤,病死率高居妇科恶性肿瘤之首。由于卵巢位居腹腔深处,起病极为隐匿,早期并无典型症状,故被称为"沉默的杀手"。目前较一致地认为,膳食结构不合理与卵巢癌的发生有关。但很多患者患病后不知道该怎么吃,缺乏科学的饮食指导,由此而引发的悲剧不在少数!因此,卵巢癌患者迫切需要得到权威、科学、实用的饮食指导。

为了使卵巢癌患者获得更具针对性的饮食方案,使患者更详细地了解卵巢癌的饮食原则和食疗方法,在广大读者和出版社的支持下,本书编写组结合国内外关于卵巢癌与饮食关系的最新研究,从患者需求角度出发,结合现代营养、中医食疗、临床案例等多方面内容,精心编撰,始成现稿。

本书先带领女性朋友认识自己卵巢的位置、功能等;然后介绍了引起卵巢癌发生的主要危险因素;并分别从卵巢癌的饮食保护性因素和危险因素角度进行阐述,指出临床中须因人、因时、因地,采用辨证施膳的饮食原则;针对患者出现的不同症状,提出了精准饮食,对症出击的饮食原则和食疗方法;详细介绍了卵巢癌患者在手术期、化疗期、放疗期、内分泌治疗期、靶向治疗期以及康复期的精准饮食方案;最后针对患者常见的饮食误区进行一一辨析,并对社会上一些错误的卵巢调理方法予以纠正,告诉你正确保护卵巢的知识。本书在传递丰富饮食新知的同时，纠正且深化了人们对卵巢癌的认知。

本书是继主审何裕民教授的畅销书《癌症只是慢性病：何裕民教授抗癌新视点》《生了癌，怎么吃：何裕民教授抗癌新视点》后的最新力作，书中结合了何裕民教授和笔者大量的临床真实案例，通过个性化、实用的饮食方案，详细告诉患者生了卵巢癌后，到底该怎么吃。在改善营养状况的同时，帮助患者提高临床疗效和康复效果！相信本书能给广大卵巢癌患者在饮食等方面提供科学的指导，从而帮助患者早日康复。

本书的完成，很大程度上得益于广大患者的支持！在此，向所有的卵巢癌患者和广大读者表示最衷心的感谢！感谢何裕民教授在本书编写过程中给予的大力支持和悉心指导！感谢在本书编写过程中给予帮助的各位朋友！

孙丽红　程　羽

2022 年 7 月 20 日

目 录

带你认识自己（女性）的卵巢

卵巢是女性重要的生殖器官，作为体内重要的性腺，它的功能盛衰与否，与女性的生长、生殖、衰老等密切相关。随着年龄增长，月经这个"老朋友"慢慢减少，卵巢功能逐渐衰退。因此，了解我们的卵巢，在调养卵巢时注重在不同年龄段对气血、内分泌、激素水平等合理的、有针对性的保护，并注意避免损伤卵巢的各类因素，就显得非常重要。

卵巢的"位置"

有人说："人生其实就是一个慢慢变老的过程。"每个人都希望自己青春永驻，而女性的衰老与体内性激素分泌减少关系很大。

激素这个词大家经常会听到，激素分很多种，除大家熟知的甲状腺激素、胰岛素外，还有性激素、肾上腺素、垂体前叶激素等。雌激素是性激素的一个典型代表，能促进女性第二性征的发育以及性器官的成熟，可以说，它是女性保持年轻的根本。

我们都知道卵巢是女性重要的生殖器官，但相对于阴道、子宫这些生殖器官，人们对卵巢似乎了解较少。它藏得深，在腹腔深处，位于输卵管的后下方，左右各一个，体表几乎摸不到。青春期以前，卵巢表面光滑，青春期开始排卵以后，表面逐渐凹凸不平，并呈灰白色。

卵巢作为体内重要的性腺，可以合成与分泌很多生殖激素，诸如雌激素、孕激素、雄激素等 20 多种激素和生长因子，其功能涉及人体的骨骼、免疫、生殖、神经等九大系统的 400 多个部位，可以维持这些器官的青春和活力，使它们各司其职。它的功能盛衰与否，与女性的生长、生殖、衰老等密切相关。

随着年龄的增长，卵巢的大小会发生改变，尤其是绝经后，卵巢会逐渐萎缩。卵巢呈扁椭圆形，生殖年龄妇女卵巢约 3.5 厘米×2.5 厘米×1.5 厘米，大小与本人拇指指头差不多，绝经后卵巢逐渐萎缩、变小、变硬，而且分泌激素的功能也下降了。

经常有女性咨询笔者：体检发现两侧卵巢大小不一样，但医生说没事，这要紧么？其实同一个人，左右卵巢大小并不一致，就好比人的两只手大小也有不一样，只要卵巢大小差别范围不大，且各项检查都正常，就属于正常现象，不必担心。

所以，只要卵巢功能正常，形态上的略微差异并不影响人体健康。

卵巢盛衰与月经变化息息相关

月经是伴随卵巢周期性排卵，分泌雌、孕激素的周期性变化所引起的子宫内膜周期性脱落及出血。很多女性把月经称为"老朋友"，确实很贴切，月经每月"光顾"，是生理上从女孩到女人蜕变的标记。女性 50 岁左右，月经慢慢减少，最终停止，很多女性此时会感慨，一方面伴随自己 30 多年的"老朋友"走了，有些许失落；另一方面，月经停了，很多人认为自己不再年轻了。

规律的月经是生殖系统功能成熟的主要标志，健康的卵巢则是生殖系统正常运转的基础和保障。我们打个形象的比喻，卵巢就像女性体内的"小花园"，新生儿出生时"花园"内就藏有 15 万～50 万颗"种子"（医学上称为卵泡）；青春期以后，种子逐渐减少，约有 4 万颗；到了生育期，只有 300～400 颗"种子"能茁壮成长，发育成熟后离开这座生养它的"花园"，去到输卵管中，等待精子的到来。这种"离别"一般每隔 28 天左右会发生一次，促使卵巢交替工作，而其余"种子"均发育到一定程度就自行退化为闭锁卵泡了。随着花园内残余种子数量减少，雌激素水平逐渐下降，就会随之出现更年期症状。当卵巢内残余卵泡的数目少于一定数量时，就不再排卵和来月经了。

可以说，卵巢功能正常与否，直接影响着月经的变化，也影响着人的生理和健康。因此，爱护我们体内的"小花园"，对每个女性来说都非常重要。

女性一生的精华都"驻"在小巢里

从现代医学的角度来说，卵巢分泌雌、孕激素，作用于子宫内膜，使其发生周期性剥脱出血，月经来潮。进入更年期后，月经停止，人体衰老加速，失去生育能力。

中医学对女子生长发育及生殖生理过程也有详尽的描述。如《素问·上古天真论》云："女子七岁，肾气盛，齿更发长；二七而天癸至，任脉通，太冲脉盛，月事以时下，故有子；三七，肾气平均，故真牙生而长极；四七，筋骨坚，发长极，身体盛壮；五七，阳明脉衰，面始焦，发始堕；六七，三阳脉衰于上，面皆焦，发始白；七七，任脉虚，太冲脉衰少，天癸竭，地道不通，故形坏而无子也。"这些都是对女性肾气逐渐充盛和消耗过程的形象描述。具体可以理解为：7岁时女孩肾气初至，开始换牙齿，头发逐渐浓密；14岁时机体功能完善，开始出现月经，也代表着拥有了孕育生命的能力；21岁时肾气相对充足，开始长起了智齿；35岁时身体健康状况开始走下坡路了，脸色暗黄无光泽，脱发的苦恼也来临；42岁开始头发逐渐变白；直到49岁，天癸衰竭，不仅外貌上出现明显的衰老，人体也失去了生殖能力。而这一切的判断节点便是以肾气、天癸的盛衰变化为基准的。

那什么是"天癸"呢？所谓"天癸"是人体肾中精气充盈到一定程度时产生的具有促进人体生殖器官成熟，并维持生殖功能的一种精微物质，古人称之为"无形之水"。这些精微物质（天癸）关系到女性的生长、发育与生殖，它们可以促使女子任脉通、冲脉盛，月经按时来潮；促进卵泡的发育、成熟，并保证卵子的成熟和顺利排出，保证机体正常的生殖功能。

现代医学所提出的"下丘脑-垂体-卵巢轴"是人体非常重要的生殖内分泌轴，通过下丘脑的调节，对卵巢的排卵和性激素分泌进行调控，这对女性一生中各生理阶段状况及功能意义重大，这与中医学"肾-天癸-冲任-胞宫轴"的认识有异曲同工之处。

可以说，卵巢不仅是生殖细胞发生、发育、成熟的器官，还是分泌性激素的地方，影响女性一生的精华物质都与它相关！从中医学来说，若肾精亏虚、经血不足，女性的性腺轴平衡易被打乱，而出现闭经、不孕症、月经量少、早衰等卵巢功能失调的病症；若气机阻滞、瘀血内停而成积块，就易出现卵巢肿瘤。

因此，我们在调养卵巢时要更加注重女性在不同年龄段对气血、内分泌、激素水平等合理的、有针对性的保护。同时，也需要注意避免损伤卵巢的各类因素。

卵巢癌：凶险的沉默杀手

卵巢癌是严重威胁女性健康的恶性肿瘤，病死率居妇科恶性肿瘤之首。由于卵巢体积小，位居腹腔深处，起病极为隐匿，早期并无典型症状，故被称为"沉默杀手"。临床上，卵巢癌往往表现为"黏黏糊糊""磨磨叽叽"的特点，较难控制。因此，了解卵巢癌的发病因素，并采取有效的措施防控卵巢癌，成为当代女性的必修课。

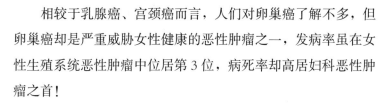

相较于乳腺癌、宫颈癌而言，人们对卵巢癌了解不多，但卵巢癌却是严重威胁女性健康的恶性肿瘤之一，发病率虽在女性生殖系统恶性肿瘤中位居第 3 位，病死率却高居妇科恶性肿瘤之首！

据 2019 年国家癌症中心发布的数据显示，我国女性恶性肿瘤发病率最高的为乳腺癌，约为 45.29/10 万，死亡率为 10.50/10 万；女性生殖系统发病率最高的恶性肿瘤为宫颈癌，约为 16.56/10 万，死亡率为 5.04/10 万。相比之下，卵巢癌发病率并不高，仅为 8.9/10 万，但是死亡率却可达到 3.73/ 10 万，相当于卵巢癌患者中有近一半人都面临着死亡的风险，死亡率远高于前两者。2020 年全球癌症统计数据显示，2020 年全球新增卵巢癌患者 313 959 例，我国新发病例数 55 342 例，占全球新增发病患者的 17.62%，全球共 200 余个国家与地区，我国新增发病患者就独占了近 1/5，这个数字不容小觑。

上海民生中医门诊部是 1994 年成立的中医药治疗肿瘤机构，每年接受不少患者求治。2013—2022 年期间接受癌症患者求治近 4 万例，其中卵巢癌患者 1874 例，约占总癌症患者人数的 3.99%（图 1）。

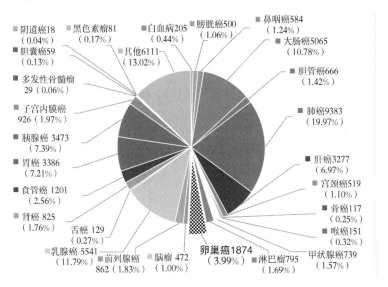

图 1　2013—2022 年上海民生中医门诊部癌症患者病例分布情况

根据卵巢癌的组织病理学特征，主要可分为上皮性卵巢癌、生殖细胞肿瘤以及性索-间质肿瘤 3 大类。其中以上皮性卵巢癌为主，多见于绝经后女性，而恶性生殖细胞肿瘤则高发于儿童和青春期女性。

之所以说卵巢癌是凶险的"沉默杀手"，与卵巢癌"两高一低"的临床特点有关，即具有致死率高、复发率高、早期发现率低的特点。由于卵巢体积小，位居腹腔深处，故起病极为隐匿，早期并无典型症状，部分患者可能偶尔存在腹痛、压痛、月经不调、消瘦等症状，极易与其他妇科疾病混淆。晚期可能伴有广泛的转移症状，表现出腹痛、腹胀、食欲不振、恶心等，又会让患者误以为自己是消化系统出了问题，这种情况导致卵巢癌的术前诊断、鉴别难度极大，患者多因巧合才确诊。因此，超过70%的患者就诊时已经是晚期（Ⅲ期和Ⅳ期）或转移。

很遗憾，近30年来在全球医学技术、新药研制和基因组学等肿瘤相关领域的研发红利中，对于卵巢癌的诊疗并没有太突出的贡献。尽管手术、放化疗对卵巢癌患者的症状及预后有一定的改善作用，但仍有80%的患者会在治疗后2年左右复发，5年生存率很低，仅为30%左右，且病死率仍在不断升高，严重威胁着女性健康。2018年，由伦敦卫生和热带医学院组织的CONCORD项目组对61个国家卵巢癌流行趋势的研究发现，2010—2014年间，世界范围内卵巢癌患者的5年生存率为30%～50%，与1995—1999年间的数据持平。

因此，要加大对卵巢癌发病因素、诊断和治疗的研究，做到早发现、早诊断、早治疗，提高诊治技术和患者生存率，促进患者康复。

"磨磨叽叽"的卵巢癌

卵巢癌是临床恶性程度较高的肿瘤，患者病情容易出现反复。笔者临床中，对卵巢癌的治疗常形象描述其为"磨磨叽叽"，较难控制。

究其原因，第一，可能与卵巢癌的组织类型有关。卵巢癌不同的组织学分类特点不同，卵巢癌中最常见的是浆液性囊腺癌，占 40%～50%，肿瘤常呈囊实性，其中的囊液混浊，有时还呈血性。

第二，由于卵巢是位于腹膜外的器官，且位置较深，很多时候发现时就已经是中晚期，甚至出现了转移。卵巢癌的转移途径以散播为主，不管是在治疗之前，还是在手术过程中，肿瘤细胞都容易脱落，可以说是走到哪儿，就把种子撒到哪儿，而每一颗种子都是隐患。虽然可以通过手术将其清除，但是总有些肉眼看不到的，或是有些躲藏的、隐秘的，使得它的发生是反复又反复，"黏黏糊糊"，就像是湿手沾面粉，清理不干净，拖泥带水，极不痛快。

第三，就如何裕民教授在序中所言，临床注意到卵巢癌患者大都有鲜明的个性特征：较真、追求完美、压力偏大。精神心理因素在卵巢癌的发生及复发过程中常常起着重要的作用，我们在临床上注意到大多数本病患者都是在情绪剧烈受刺激及波动后不久（两三个月）出现复发征兆的。这一点与宫颈癌、阴道癌、子宫内膜癌等有所不同。

第四，可能与治疗手段有关。手术治疗是卵巢癌初始治疗中的主要手段，在肿瘤细胞减灭的基础上辅以放化疗等综合治疗。但患者普遍预后较差，而多数长期存活的患者都是不断在手术和化疗中与复发做对抗。国外一项与化疗相关的临床研究发现，根据卵巢癌复发距离上次含铂化疗结束后的时间，以6个月为界，将其分为铂类药物敏感复发和耐药复发两种情况。铂类药物敏感的复发患者仍有机会采用含铂化疗的方案进行治疗。但多次复发后会发展成铂类药物耐药的复发，就只能选用非铂类药物进行化疗，效果往往不太理想，疾病进展也会加速。进而导致病情反复，对患者心态影响很大，在康复过程中容易产生负面情绪。

第五，是并发症因素。卵巢癌患者容易出现腹水，肿瘤细胞也容易通过腹水到达腹腔的其他位置，到哪儿就在哪儿逐渐安家落户，伺机而发。

卵巢癌的这些"磨磨叽叽""黏黏糊糊"、反复发作的特点，使临床治疗的效果往往不够理想，对患者的身心健康造成了极大的影响。

何裕民教授常向笔者说起一个案例，也反映了卵巢癌易反复、迁延不愈的特点。顾女士是一位卵巢癌患者，来就诊时，已先后化疗了23次，面色憔悴、灰黄的她无奈地哭丧着脸说：生病3年来，几乎没离开过医院，手术后无休止的化疗，稍有停顿，CA125（反应卵巢癌的指标）就直线上蹿。现在腹腔内还有淋巴结肿大，化疗不做不行，不做指标就上去，淋巴转移见长；做了也不行，不仅人受不了，且已有严重的骨髓抑制，白细胞很低，原先还能靠"升白针"刺激勉强升上去，现已无法达到3.0×

$10^9/L$了。还没说完，便啼嘘不已。

临床这类情况不少，不仅卵巢癌，其他癌症晚期患者和转移复发后的患者也常见到这类窘迫情境。

它们总让卵巢受伤害

既然卵巢癌危害这么大，那发病因素到底有哪些呢？到目前为止，卵巢癌的病因还不是很清楚。目前较一致地认为，膳食结构、体重指数升高、环境因素、生活习惯、不良的情绪、未婚、晚婚、不哺乳和遗传因素等，都与卵巢癌的发生有关。

吃不对，易诱发卵巢癌

美国、意大利等国家流行病学调查表明，食用动物脂肪及饱和脂肪酸较多，患卵巢癌的危险性增加，高脂肪、高胆固醇饮食均为患卵巢癌的高危因素。

另有研究认为，饮食中缺乏纤维素、胡萝卜素及维生素A、维生素C、维生素E，也与本病有关；而素食人群的卵巢癌发生风险低于非素食人群。因此，建议女性少吃肉类，尤其是猪肉、牛肉和羊肉等畜肉，每天不超过50克；鸡肉和鱼肉主要富含不饱和脂肪酸，饱和脂肪酸含量少，可以适当多吃，以代替畜肉类。多吃富含膳食纤维的食物，如杂粮、菌菇类、豆类等。另外红色、黄色、橙色的蔬果（如番茄、南瓜、红薯、柑橘类水果等）含有丰富的胡萝卜素，胡萝卜素在体内可以转变为维生素A，可以减少卵巢癌的发生。而富含维生素C

的食物，如苦瓜、绿叶蔬菜、彩椒、刺梨、酸枣等；以及富含维生素 E 的核桃、花生、榛子等，建议日常膳食中可以多食用。

肥胖：卵巢癌的重要危险因素

越来越多的研究显示，肥胖作为独立的危险因素使卵巢癌发生率升高以及预后极差。

国内外多项大规模流行病学研究已经证明，肥胖不仅与多囊卵巢综合征（PCOS）、月经不调、闭经等多种妇科疾病有关，甚至成为子宫内膜癌、卵巢癌、乳腺癌等妇科恶性肿瘤的重要危险因素。

研究认为，肥胖者体内含有大量的脂肪细胞，而脂肪细胞对卵巢癌以及子宫内膜癌的发生发展起一定的促进作用。体内大量的脂肪组织可能会让雄激素转化为雌激素，而雌激素刺激是卵巢、宫颈等妇科肿瘤的不良因素；另外，脂肪组织含有能产生大量活性氧自由基的炎症细胞，如淋巴细胞和巨噬细胞等，使机体处在持续低度炎症状态，可促进肿瘤的发生发展；而脂肪细胞分解后释放的脂肪酸可以向卵巢癌细胞提供能量，促进卵巢癌细胞增殖。

权威医学杂志《自然·医学》（*Nature Medicine*）指出：将卵巢癌细胞和脂肪细胞在体外进行共同培养，发现脂类能够直接从脂肪细胞转移至卵巢癌细胞，促进肿瘤细胞生长，而且共同培养后脂肪细胞和肿瘤细胞中脂肪酸的 β 氧化作用增强，为肿瘤细胞提供更多能量，促进卵巢癌的发展。这也进一步证实了脂肪具有促进癌细胞生长的作用。

因此，保持健康体重对于预防卵巢癌具有积极的意义。

如何判断体重是否适宜，可以用体重和身高作为参数，计算出体重指数（body mass index，BMI），能够很好地反映个体营养状况。

BMI = 体重（kg）/身高^2（m）

BMI < 18.5 为体重过低，18.5～23.9 为体重正常，24.0～27.9 为超重，≥28 为肥胖。

有害物质暴露：卵巢癌的直接因素

职业中有害物质暴露被认为是卵巢癌发病的直接因素，如工业烟雾、职业中皮毛尘埃、石棉及辐射等，需要特别注意的是避免滑石粉的错误或长期使用。

很多爽身粉中含有滑石粉成分，而滑石粉与石棉化学结构类似，也是一种化学致癌物。在使用爽身粉一类产品时，有可能经阴道等进入体内，刺激卵巢。学者 Henderson 等的研究发现，75％的卵巢组织切片中有滑石粉颗粒植入，在体外试验中又证明滑石粉能穿透在体外培养的上皮细胞，尤其是加入二甲苯丙蒽后易诱发卵巢癌。

负性情绪刺激卵巢，不容忽视

有研究发现，心理因素在卵巢癌发生过程中也起着重要作用，抑郁、负性生活事件、情绪压抑或愤怒，可明显增加卵巢癌的发生率。另有分析发现，A 型血者卵巢癌发病率高，O 型血者发病率较低，这可能与某种血型的相关性格有关。如性格急躁及长期精神刺激，可导致宿主免疫监视系统受损，从而促进肿瘤的生长。

笔者导师上海中医药大学何裕民教授曾有个同事，性格细腻，心眼比较小，平时总是闷闷不乐的，有点抑郁倾向，工作也不太顺利。当时，何裕民教授旁敲侧击地说过她很多次，提醒她有抑郁倾向，要及时调节自己的情绪，否则会出问题。可她不听何裕民教授的劝告，结果 41 岁的时候，先是患了乳腺癌，后又患了卵巢癌。生了癌之后，她找何裕民教授求治，何裕民教授就直接指出了她的性格弱点。她这回是真心地接受，但也承认自己改不了。最终，她还是走了。

良好的心理素质，可以适当减缓卵巢癌的发生发展，减缓癌细胞的异化进程。相反，不良的生活方式、长期的压力、个性方面的偏差，就像踩油门一样，加快了车的速度，加速了卵巢癌的发生发展进程。

被忽略的微生物

说到微生物，一般人很难将它与卵巢癌联系在一起，其实，人体与微生物是共存的。

人体表面与外界相通的部位，如皮肤、口腔、消化道、泌尿道、阴道和呼吸道等大多存在微生物。正常微生物群与机体组织、细胞及其代谢产物组成了人体的微生态系统。正常情况下，微生物与人体和平相处、共同生活，它们会被机体屏障系统隔离，并在免疫系统的作用下维持稳态而不伤害人体。但当屏障被破坏，病原细菌能够透过肠道、生殖道等上皮细胞，引起慢性炎症，导致疾病。很多肿瘤的发生发展都与人体微生物密切相关，甚至有可能是某些恶性肿瘤发病的关键因素，如幽门螺杆菌与胃癌、肠道菌群与结直肠癌等。

正常阴道微生态系统是由阴道内菌群、机体内分泌调节和阴道生理结构共同组成的，以维持阴道酸性环境、抵抗病原菌侵袭。阴道微生态是复杂且灵敏的生态系统，当各种因素影响阴道微生态平衡时，会引起各类妇科炎性疾病，如细菌性阴道炎是阴道内正常菌群失调所致的一种混合感染，外阴阴道炎多是由假丝酵母菌引起的炎症，滴虫阴道炎是由阴道毛滴虫引起的阴道炎症，单纯疱疹病毒引起生殖器疱疹……

而临床上常见的妇科恶性肿瘤都在一定程度上存在着明显的阴道微生态系统失衡现象。如宫颈癌被普遍认为与人乳头瘤病毒（HPV）感染高度相关；子宫内膜癌的发生与肥胖、雌激素水平升高、高血压、胰岛素抵抗、吸烟、饮酒等因素有关，而肠道菌群失调会导致肥胖、雌激素水平升高、高血压，可见肠道菌群失调与子宫内膜癌之间亦有密切联系；卵巢癌患者对肠道微生物群则较为敏感，与宫颈癌和子宫内膜癌等妇科恶性肿瘤相比，卵巢癌患者在治疗过程中的胃肠道症状较为突出，在发病初期就可能表现出腹痛、腹胀、消化不良、便秘和早期饱腹感等明显肠道症状。

常规肿瘤治疗也会导致人体微生物的变化，进而影响病情进展或康复。北京某著名三甲医院对 100 例恶性肿瘤术后患者菌群进行检测，发现微生态失调的有 69 例（失调率高达 69%）。而另一项研究则专门针对妇科恶性肿瘤进行观察，在 30 例术后患者的菌群检测中发现失调 9 例（失调率为 30%）。

化疗对人体菌群平衡的干扰更为明显，几乎所有的化疗后患者，体内菌群微环境均会出现失调情况。我们将在第八章详细解读患者在手术、放化疗、靶向治疗等不同治疗时期的饮食和康复方法，为患者早日康复助力加油。

其实，当新生命诞生时，就开启了人类与微生物共生共存的篇章。我们与看不见的微小生命体们时刻相伴，它们已成为人体不可或缺，也不能分割的一部分。因此，在卵巢癌治疗和康复的不同阶段，如何利用好这些微生物，成为现代卵巢癌治疗和康复的重要议题，不可忽视。

"以食为药"：先贤留下的瑰宝

现代医学之父希波克拉底就已经对食物的作用给予了极大的肯定，指出："我们应该以食物为药，饮食就是你的首选医疗方式。"中医学历来重视用食物来调理身体，防病治病。而在卵巢癌的防控中，饮食调养也是关键因素。何裕民教授指出，卵巢癌需合理进补，在辨证施膳的同时，针对性地做出调整，往往收效更好。

 食物就是最好的药物

当机体患癌，或者处于失调、偏颇或病后虚弱状态时，人们总是对药物寄予过多的期望和更多的依赖。但"是药三分毒"，合理的饮食对疾病的防治和康复，往往有着不可替代的作用。

早在公元前的古希腊时代，现代医学之父希波克拉底就已经对食物的作用给予了极大的肯定，指出："Let food be the medicine.""让食物成为您的良药"是先贤重视食物对于预防或治疗疾病作用的最简单有力的呐喊。

2000 多年后，来自全世界的 3000 多名营养学家在主题为"现代营养——现今的知识和未来的展望"的第 17 届国际营养学大会上一致支持"食物是最好的药物"的观点，这正是对希波克拉底"Let food be the medicine"的最好认可和回应。

如今，越来越多的疾病被明确与不良饮食习惯有关，通过膳食改善症状，甚至逆转某些病症（包括癌症），逐渐被医生和患者认同。合理膳食对于防癌、抗癌以及康复的重要作用开始凸显。下面这个案例，颇能说明问题。

徐某，63 岁，2013 年确诊为卵巢癌，经过手术、化疗和何裕民教授的中医药治疗，病情控制比较稳定。但由于长期治疗，患者很消瘦，胃口也不好。她老公很体贴，也很着急，担心这样下去身体吃不消。幸好徐某的老公非常听何裕民教授的话，何裕民教授对他说：患者这时胃口不好，吃不下就别硬塞，可以少吃多餐，每次少吃点，瘦肉、鱼肉、鸡蛋、蔬菜都可以，一天可以 6～7 餐，把饭菜做成患者平时喜欢的形式，慢慢来。这位先生就按照何裕民教授说的，不急不躁，在患者饮食上仔细下工夫，非常细心。过了一段时间，明显感到患者面色好了，体重有所增加，精神也好了很多。

可以说，合理的饮食就是医疗的手段，改善饮食营养，针对性地调整，可以消除许多疾病发生与发展的隐患，改变其可能的不利趋势，在辅助癌症治疗中也起到关键的作用。

因此，食物就是最好的药物！

天赐本草，药食同源

"天之道，本于阴阳，本于自然。自然赐予我们美味的食物，也赐予我们对抗疾病的良药。走遍天涯海角，草木石虫皆可入药。这是传承千年最为古老的自然医学。一切的力量，都来自浩瀚的星空，来自宇宙间的神奇造化。"

——《本草中国·天赐》

中医历来强调并重视将"人-自然-社会"看作是一个有机整体，既动态维持机体内部的统一性，又时刻关注人体与外界环境的统一性。更厉害的是，中医根据因人、因时、因地不同情况，制定相应对策，以求达到人体五脏六腑间的内部平衡以及人与自然社会间的和谐统一。在养生和治病的过程中，更多地考虑整体观和体质差异，以阴平阳秘、五脏调和为目标，达到"正气存内，邪不可干"、增进健康、延年益寿的目的。

药膳是我国特有的膳食疗法，是在中医药理论指导下，利用食物和中药的四气五味特性来纠正人体阴阳失衡，以及五脏六腑出现的偏性，改善人体机能，提高患者免疫力，从而达到防病治病、康复强身的目的。药膳以特定的制作手法使药食互补，既有药效，又美味，更易被大众接受。

我国运用药膳的历史源远流长，最早可追溯至西周时期。《周礼》中就记载了西周有医官称为"食医"。《天官·疾医》中"以五味、五谷、五药养其病"，说明当时已经开始利用食物辅助疗养身体、抵抗疾病了。

《黄帝内经》中记载了13首方剂，其中8首属于药食并用的方剂，如兰草煮汤可以预防消渴病（即现代的糖尿病）。成书更早的《神农本草经》中则有现代高发的甲状腺结节类疾病的食疗方法，藻类植物具有清热、软坚、散结功效，可用于瘿瘤、痰核，类似于现代的肝脾肿大、甲状腺肿等疾病。

唐代药王孙思邈则有"食能排邪而安脏腑，悦神爽志，以资血气"之说。后世很多医家也非常重视药膳食疗，如用猪肾干姜汤治疗卒得咳嗽，用当归鸡汤辅助治疗由气血虚引起的月经不调，用芹菜煎水辅助治疗头晕头痛（高血压）等。

再有，入秋之前吃一些滋阴润燥的药膳，体现了药膳在未病先防方面的应用。如桂圆银耳红枣羹，或用冰糖燕窝润肺燥、滋肾阴、补虚损，是防止秋燥引起肺阴虚、肝肾阴虚的食疗方法。在康复治疗方面，药膳食疗同样也发挥着重要的作用：如产后恶露不尽、色淡、量多者，可用当归生姜羊肉汤；恶露色红黏稠有臭味、口燥咽干者，用生地黄芩粥；恶露多夹血块、涩滞不爽、小腹疼痛者，则建议用桃仁红糖粥等。

防控卵巢癌，饮食调养是关键

很多肿瘤患者在患病后，往往只关注手术、化疗、放疗等临床治疗，却忽视了营养的重要性，其实营养治疗也是其中至关重要的环节。有研究显示，30％～80％的肿瘤患者出现营养不良，20％甚至直接死于营养不良，30％死于恶病质，这是由肿瘤细胞固有的能量代谢特点及其并发症等原因导致的，当然，也与患者忽略了营养治疗的重要性有关。实际上，卵巢癌患者的营养治疗应该成为独立于手术、放化疗、生物治疗等手段以外的基础治疗，我国肿瘤患者的 5 年生存率长期徘徊在低水平，轻视营养治疗也是重要原因之一。

何裕民教授指出，卵巢癌的饮食调养最重要的是：不断平衡癌细胞消耗与摄入过多（特别是高脂肪和高蛋白）导致病情反复之间的矛盾！

一方面，卵巢癌是极典型的消耗性疾病，患者又大多经受了很多损伤性的治疗，消化吸收功能明显下降。所以，营养不良往往是导致卵巢癌临床结局不佳的一个重要风险因素。研究早已明确：卵巢癌相关性营养不良与肿瘤本身恶病质以及抗肿瘤治疗的负面作用有关，常导致患者出现食欲减退、营养吸收障碍的问题，进而引起患者免疫功能低下、代谢紊乱，进一步加速了病情恶化或复发。但另一方面，高脂、高糖、高盐等饮食逐渐占据了人们的日常生活，卵巢癌患者的过度滋补更为常见，阿胶、甲鱼、海参、蛋白粉、蜂王浆等各类补品已成为患者饮食调养的"标配"。殊不知这些都是大错特错的误区，误导了非常多的患者、家属在肿瘤康复之路上走了弯路，甚至是不归路。

一项有近 50 万人参与的饮食调研显示：当饮食中脂肪摄入量过高时，则伴随着癌症、心脏病、中风等疾病风险的增加。后续的实验室及临床研究进一步发现，体内过多的脂肪细胞能使人体分泌更多的雌激素，而雌激素受体会对卵巢癌、乳腺癌细胞产生积极的影响。而美国临床肿瘤学会（ASCO）的一项大型研究发现，食用低脂肪食物可明显降低卵巢癌、乳腺癌患者的死亡率。

因此，非常明确地说，卵巢癌患者需要补，但这个"补"绝对不是简单的，甚至野蛮地进食富含高营养、高热量的食物。合理的且有针对性的精准饮食调理才是我们真正需要的有益方式。

合理膳食的积极意义

合理膳食或食疗最显著的优势是真正意义上的对人体无毒副作用。简单地说，我们须根据食物（谷、肉、果、菜）性味的偏颇特性，有针对性地作用于某些病症，以弥补阴阳气血的不断消耗，调整机体平衡，帮助疾病的治疗和身心的康复。如名医张锡纯在《医学衷中参西录》中所说，食物"病人服之，不但疗病，并可充饥；不但充饥，更可适口。用之对症，病自渐愈，即不对症，亦无他患"。可见，食物疗法适应范围广泛，是药物或其他治疗措施的重要辅助手段。

中医学认为，卵巢癌患者临床常见虚实夹杂之证，可以依据患者的不同证型，采取不同的膳食疗法，给予针对性的调整。如患者出现神疲气短、倦怠懒言等偏虚证，以其阴阳气血不同之虚，可分别给予滋阴、补阳、益气、补血的食物。滋阴的食物如枸杞子、百合、梨等；补阳的食物如核桃、韭菜、羊肉等；益气的食物如黄芪、鸡肉、土豆等；补血的食物如猪肝、当归、瘦肉等。如患者形体壮实、脘腹胀满、大便秘结等偏实证，应根据不同实证的特点，分别给予清热解毒、活血化瘀、泻下通便等食物，如金银花、绿豆、蒲公英可清热解毒；油菜、丹参、山楂等可活血化瘀；火麻仁、竹笋、大黄等可泻下通便。怕冷喜暖、手足不温等偏寒证，可给予温热性质的食物，如丁香、生姜、刀豆等；口渴喜冷、身热出汗等偏热证，则宜给予寒凉性质的食物，如苦瓜、西瓜、荸荠等。

另外，何裕民教授指出，在辨证施膳的同时，还必须考虑患者个人的体质特点。如形体肥胖之人多痰湿，宜多吃利湿化痰的食物，如赤小豆、薏苡仁等；形体消瘦之人多阴虚血亏津少，宜多吃滋阴生津的食品，如银耳、葡萄、桑葚等。同时，还要兼顾时令的特点，比如春季万物始动、阳气发越，此时要少吃肥腻、辛辣之物，以免助阳外泄，应多食清淡之菜蔬、豆类及豆制品；夏季炎热多雨，宜吃些甘寒、清淡、少油的食品，如绿豆、黄瓜、鸭肉等；秋季万物收敛、燥气袭人，宜吃些滋润性质的食品，如乳类、蛋类等；冬季天寒地冻、万物伏藏，此时最宜吃些温热御寒之品，如羊肉、干姜等。

由此可见，合理的饮食在卵巢癌的防控中发挥了积极的作用，而中医学提倡的因人、因时、因地调整患者饮食，能针对性地对患者膳食做出调整，也是现代营养学精准饮食的一种体现。

四

卵巢癌的饮食相关因素

2006 年，世界卫生组织指出，癌症是可防可控的。自然界既存在致癌因素，如黄曲霉毒素、吸烟、饮酒、苯并芘等，也存在抑癌因素，如众所周知的具有抗氧化作用的维生素 C 和维生素 E 等。除此之外，植物性食物（如蔬菜、谷物、豆类、水果等）中还富含某些特殊成分或活性物质，如植物甾醇、异黄酮、槲皮素等，它们具有提高人体免疫功能、抗炎、抗氧化等作用，可辅助抑制癌症的发生发展。

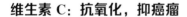

保护性因素

维生素 C：抗氧化，抑癌瘤

维生素 C 是一种大家较为熟悉的维生素，具有多种功能，如改善铁、钙和叶酸的利用，促进类固醇的代谢，参与合成神经递质等。早在 1970 年，诺贝尔奖获得者、美国化学家莱纳斯·鲍林（Linus Pauling）就提出：维生素 C 可抗氧化，抑制癌症。

如今，维生素 C 与癌症之间的话题，一直是人们研究的热点。很多研究认为，维生素 C 可抑制多种肿瘤，包括卵巢癌。

在卵巢癌的治疗中，维生素 C 被认为可以作为一种独立"药物"，与常规化疗药物共同使用。当维生素 C 和常规药物共同使用时，基础药物功效被增加，治疗效果也有所提高。美国学术期刊《科学转换医学》在 2014 年详细报道了维生素 C 的摄入与治疗卵巢癌之间的关系：共有 385 名卵巢癌患者参与临床试验，结果发现，维生素 C 不仅能够增加传统药物的药效，还能有效延长患者的生存时间，每位患者的生存期平均增加了 8.75 个月。

维生素 C 是如何在体内发挥作用的呢？研究发现，维生素 C 是一种抗氧化剂，在保护细胞免受自由基侵害时，能够降低体内癌细胞的增殖力和生存力，并且激活体内相对应的蛋白激酶通路，最终达到抑制卵巢癌细胞的作用。

所以，建议患者在接受常规治疗的同时，每天摄入维生素 C 约 100 毫克。可在平时饮食中选择一些富含维生素 C 的蔬菜、水果，如樱桃、酸枣、鲜枣、辣椒、甜椒、石榴、猕猴桃、苦瓜、西蓝花等。

维生素 E：治癌辅助剂

一直以来，无论是患者、家属还是医生，在卵巢癌患者的治疗过程中，都共同面临着一个巨大的挑战，那就是患者对药物的"耐药性"。

卵巢癌的发现通常较晚，多数为Ⅲ期或Ⅳ期，"耐药性"

的问题无疑又加大了治疗的难度，降低了治疗效果。再加上卵巢癌往往有病情缠绵、反复、"黏黏糊糊"的特点，使得该病的治疗较为困难。

所以，从提高患者的生活质量和延长寿命的角度，科学家一直致力于发现一种可配合传统药物使用的新型化合物，以减缓药物的耐药性，提高治疗效果。最终，维生素 E 中的 δ-三烯生育酚被认为是一种有效的辅助剂。

维生素 E 是重要的脂溶性抗氧化维生素，包括生育酚和三烯生育酚两类，共 8 种化合物，即 α、β、γ、δ 生育酚和 α、β、γ、δ 三烯生育酚，δ-三烯生育酚被认为在抑制卵巢癌细胞在内的癌肿中有较好的疗效。

研究发现，δ-三烯生育酚能够明显抑制卵巢癌细胞的增殖和侵袭，通过抑制血管内皮生长因子肆意生长的方式，减少血管生成，从而达到促进卵巢癌细胞死亡的结果。

2019 年，丹麦研究人员发现，δ-三烯生育酚能够与常规化疗药物搭配使用，也可共同使用在靶向治疗（如贝伐珠单抗）中，效果极好，且毒性较小，几乎可以使患者的存活率翻一番，并且能够使疾病的稳定率维持在 70%。

因此，建议卵巢癌患者在日常饮食中选择一些富含维生素 E 的食物，如葡萄籽油、燕麦、榛子、玉米、橄榄油、沙棘浆果、裸麦、亚麻籽油和葵花籽油等。

木脂素：清除自由基，平衡雌激素

卵巢癌作为妇科中恶性程度高的肿瘤，具有生长隐蔽、转移频繁、耐药性强的特点，同时该病与女性体内的雌激素有着密不可分的联系。

雌激素受体抑制剂是卵巢癌治疗时常使用的药物之一，但一直无法达到最佳治疗效果。近几年，植物雌激素在治疗疾病方面广受关注。植物雌激素被认为是一种可用来干扰雌激素代谢的成分，在防治卵巢癌在内的与雌激素相关疾病上有一定的作用。研究发现，木脂素的雌性激素样活性，被认为对抑制卵巢癌有较好的效果。

木脂素，名字似乎有些陌生，其实它很常见。大自然中，木脂素属于植物中自带的一种"拒食剂"，其作用是保护植物免受一些害虫侵犯，一些食物种子、全谷物和蔬菜中都有木脂素的身影。

研究认为，木脂素可以通过干扰雌激素和抗雌激素的作用，达到改变人体雌激素水平，辅助抑制卵巢癌的作用。另外，木脂素也是一种植物产生的多酚类物质，具有清除体内自由基、抗氧化的作用，对防癌抗癌也有积极的意义。

基于木脂素对卵巢癌的抑制作用，建议膳食中可以多摄入一些富含木脂素的食物，如亚麻籽、芝麻、西蓝花、绿茶等。

植物甾醇：促使癌细胞凋亡

植物甾醇是一种植物固醇类，常见的如谷甾醇、豆甾醇、蒽甾醇和菜油甾醇，主要存在于植物油、坚果、大豆和种子中。

植物甾醇与人体胆固醇的化学结构和生物功能极为相似，因此，当同时摄入植物甾醇和胆固醇时，可以竞争性抑制胆固醇吸收，对降低血液胆固醇有积极的作用。在近期的研究中，越来越多的证据表明植物甾醇具有抗癌作用，卵巢癌也在其中。

植物甾醇是细胞膜的重要组成部分，能够帮助调节细胞膜的流动性和渗透性。所以，可以利用植物甾醇在细胞膜中的特性，破坏癌细胞中的线粒体膜，达到抑制癌细胞生长的目的。其次，植物甾醇可直接导致癌细胞中的钙平衡与信号传递功能发生变化，让癌细胞自我凋亡。而且，植物甾醇代谢时还会增加抗氧化酶的活性，从而减少氧化应激反应，直接抑制卵巢癌细胞的增殖能力。

因此，建议患者在治疗期可多食用含有植物甾醇的食物。很多食物中都含有植物甾醇，其中坚果类、全麦类含量较高，如杏仁、核桃、开心果、腰果和山核桃等。

槲皮素：潜在抗癌性，备受瞩目

为更好地抑制癌症，近几年，人们将目光聚焦在多酚类、黄酮类等植物化学物的研究上，认为这些植物化学物对各种类型的癌症均具有巨大的潜在抗癌性。槲皮素是一种广泛存在于坚果、茶、蔬菜、草药等中的黄酮醇类化合物，被认为在多种癌症治疗中都能起到较好的抑制作用。

国外多项研究均表明，槲皮素能降低多种癌症的风险，常摄入富含槲皮素的蔬菜、水果可降低卵巢癌的风险。在研究槲皮素与卵巢癌之间的关系时，发现槲皮素在体内外对卵巢癌细胞均能起到抑制作用，同时又能保护健康细胞。

槲皮素之所以能够在多种癌症中均展现出潜在的抗癌特性，源于槲皮素独特的结构：亲脂性的化合物。槲皮素的亲脂性加上多酚类植物化学物的特性，意味着槲皮素在穿过细胞膜的同时，还能对多个细胞发出信号，使线粒体的活动轨迹发生变化，从而诱导卵巢癌细胞凋亡。更神奇的是，在多项实验中发现，当槲皮素进入体内后，卵巢癌细胞的迁移和侵袭性逐渐减缓，但是正常细胞在体内却丝毫不受影响。多项体内外实验研究的结果均表明，槲皮素在体内能通过多种机制发挥抗卵巢癌的作用。

好消息是，富含槲皮素的食物在我们生活中很常见，水果和蔬菜是槲皮素的主要膳食来源，如柑橘类水果、苹果、葡萄、车厘子、洋葱、芹菜、茶、橄榄油等。

染料木黄酮：降低激素依赖性肿瘤的风险

卵巢癌的发生与饮食习惯有着密不可分的关系，同时存在地域差异。相较于美国和其他西方国家，亚洲国家女性罹患卵巢癌的风险较低。可能与这些国家的饮食共同富含豆制品有关。

我国杭州进行的一项大型前瞻性队列研究发现，卵巢癌的风险与大豆食物和特定异黄酮（染料木黄酮）的摄入量之间存在显著的负相关关系。简单理解就是：大豆类食物适当多的摄入，卵巢癌发生的风险可能会相应降低。其他同类研究也发现，长期食用大豆制品的女性患卵巢癌的风险较低，并且还发现，这类食物具有抑制卵巢癌肿瘤生长的作用。

异黄酮是一种主要存在于大豆中的植物化学物，在防癌和抗癌方面发挥着重要作用。有研究认为，异黄酮的抑癌机制来源于该植物化学物中的主要成分——染料木黄酮。染料木黄酮可作为雌激素受体的调节剂，具有潜在的雌激素拮抗作用，从而达到降低罹患激素依赖性肿瘤的风险。此外，在调节体内多种信号通路和维持细胞处于稳态方面，染料木黄酮也起了重要的作用。正因为染料木黄酮具有多种抗癌路径机制，使它具有很好的抗癌效果。

除此之外，异黄酮本身的结构与内源性雌激素十分相似，从而利用该生物活性来降低雌激素的水平，达到抑制肿瘤生长的作用。

对于女性而言，在日常生活中增加异黄酮的摄入，不仅有助于降低女性患卵巢癌的风险，还可以缓解更年期所带来的一些生理不适。

异黄酮的食物来源主要就是大豆及其制品，如腐竹、豆腐、豆腐干、豆浆等，安全性较高，且副作用较少。

人工合成的大豆异黄酮，特别是那些以"补充剂"形式提供的，对健康并无多少益处。

危险因素

脂肪：癌细胞"催化剂"

脂肪是人类膳食的一部分，人体脂肪可以储能和供能，保护内脏器官，而且脂肪是构成人体细胞膜的重要成分。但人体脂肪过多会引起超重和肥胖，并且很多报道认为，脂肪是公认的促使肿瘤细胞生长的"催化剂"！

在体内，过多的脂肪会导致肿瘤细胞的增殖速度加快，从而诱导肿瘤血管生成。当过多的脂肪进入体内后，雌激素和胰岛素等激素水平会不断升高，导致卵巢中脂质失调，从而助长肿瘤的生长与扩散。此外，摄入大量的脂肪后，卵巢外的雌激素被刺激并进行分泌，并在体内发挥促癌的活性。

胰岛素的升高也是促进癌细胞生长的关键因素之一。据临床数据统计显示，体重较重的女性患胰岛素抵抗的风险较高，而这种高胰岛素血症和过量的胰岛素样生长因子 1 受体（IGF－1）会诱导雄激素类固醇生成，增加肿瘤不断生长的风险。

2020 年，美国国家卫生局（Nation Health Service，NHS）为研究膳食脂肪与卵巢癌之间的关系，在哈佛大学进行 2 次大型前瞻性队列实验，参与者由全美 12 个州的女性护士组成，共 238 129 名。在整个项目的随访过程中，共确定 700 例卵巢癌患者，对随访者的各种生活及饮食特征进行比较分析后，发现膳食脂肪摄入量较多的女性，体重指数（BMI）较高，罹患卵巢癌的风险随之增加。同时发现，动物脂肪和胆固醇会直接影响卵巢癌的发展，动物脂肪和胆固醇摄入量较高的女性，患卵巢癌的风险较高。与动物脂肪摄入量最少的女性相比，长期摄入动物脂肪和胆固醇较高的女性患卵巢癌的风险增加了 3 倍。

因此，要减少动物脂肪和胆固醇的摄入，少吃畜肉（如猪肉、牛肉及其内脏等）、油脂类等食物。

乳制品：大量摄入，增加浆液性卵巢癌的风险

浆液性卵巢癌在卵巢癌中发病率高，因此，对于饮食与浆液性卵巢癌的关系也受到广大研究人员的重视。

近几年，国外研究发现并明确指出，乳制品的摄入与浆液性卵巢癌的发生存在较强的联系。

美国癌症协会（American Cancer Society，ACS）在 2000 年指出，与经常喝全脂牛奶的人相比，不经常喝牛奶的人罹患卵巢癌的风险降低了 44%。

2004 年 11 月，《美国临床营养学杂志》报道了乳制品与卵巢癌之间的关系。该报道指出，乳制品的份量是关键，并且将全脂牛奶定义为与卵巢癌呈正相关最强的乳制品。

另外，2004 年，瑞典卡罗林斯卡研究所为研究乳制品与浆液性卵巢癌之间的关系，在当地进行了为期 13 年的跟踪调查，对受试者每天的饮食和生活习惯进行详细的问卷记录，受试者均为女性，人数超过 6 万名。在研究过程中，共有 266 名女性先后被诊断患有卵巢癌。研究人员对卵巢癌风险因素进行分析筛查后发现，这些女性在生活中都有一个共同的特点：每天食用 4 份或更多的乳制品，其中包括牛奶、酸奶、冰淇淋和黄油等。经过进一步研究，发现大量的乳制品摄入与女性患浆液性卵巢癌存在直接的联系，会增加患浆液性卵巢癌的风险，但是对于其他类型的卵巢癌几乎不存在风险关联。

这些数据和实验都指向大量摄入乳制品与浆液性卵巢癌之间的关系。

进一步研究发现，乳制品导致浆液性卵巢癌与乳制品中乳糖有直接联系，并且认为构成乳糖的"半乳糖"成分在很大程度上促进浆液性卵巢癌肿瘤的发展。

当然，这些试验对象多以欧洲人群为主，她们的饮食习惯与亚洲人群存在差异性，西方人对于牛奶及奶制品的摄入普遍较多，而亚洲人牛奶摄入还不是很多，且不少黄种人有乳糖不耐受症（喝牛奶后出现腹痛、腹泻等症状）。因此该结论仅供参考！

当然，人们也应注意到，随着生活水平的提高，我国人群牛奶消费量较以前增加。因此，需谨慎对待，牛奶不宜饮用过多。

吸烟：与黏液性卵巢癌关系明确

说到吸烟，人们可能马上会想到男性吸烟较多，而且一致公认吸烟会引起肺癌，但对女性吸烟以及女性吸烟对健康的影响，却认识不足。

有报道显示，在过去的 10 年里，我国居民吸烟率整体下降了 7%，其中男性下降 14.5%，而女性则从 1.5% 上升到了 3.3%。值得注意的是，我国 40 岁以下女性吸烟率升高，从 2003 年的 1.0% 升至 2013 年的 1.6%。

众所周知，吸烟是一个极其伤身的不良习性，长期吸烟会导致许多疾病的发生，涉及的疾病种类也较为广泛，其中就包括卵巢癌。

黏液性卵巢癌和浆液性卵巢癌一样，都属于上皮性卵巢癌，其中黏液性卵巢癌占整个上皮性卵巢癌数量的五分之一。

以前，人们并不认为吸烟是导致卵巢癌发生的诱因之一。直到 2009 年，国际癌症研究机构才将黏液性卵巢癌纳入与烟草相关的癌症清单中。

除了尼古丁以外，香烟中还存在 40 多种已被国际确认的致癌物质。大量的研究和流行病学研究证实，吸烟与女性罹患黏液性卵巢癌有明确的关系。在一项汇总全世界 50 多项流行病学的研究中发现，比较吸烟和从不吸烟的参与者，吸烟的女性比不吸烟女性罹患黏液性卵巢癌的风险增加了 79%，这是一个惊人的数值！

另有研究发现，每天吸烟超过 20 支的女性，黏液性卵巢癌的发病率较不吸烟女性高 1 倍。

吸烟的危害已经被众人熟知，但是"二手烟"的危害却尚未被重视。有研究认为，被动吸烟带来的危害一点也不比主动吸烟轻。调查显示，在中国，被动吸烟的主要受害者是女性和儿童，他们经常在家庭、公共场所吸入二手烟。

有研究表明：有时，二手烟对身体的危害比一手烟有过之而无不及。每天吸 15 分钟二手烟，致癌的概率和吸一手烟没什么区别；亚洲女性有些基因特别脆弱，吸入二手烟致癌概率更高。研究发现，如果女性长期暴露于香烟烟雾中，在卵巢滤泡细胞中就会发现一种叫"苯并芘"的化学物质，这是一种已被证实的局部致癌物，这也部分解释了吸烟为什么会导致卵巢癌的原因。

幸运的是，及时戒烟就会慢慢降低罹患该种疾病的风险。因此，建议广大女性及早戒烟！

饮酒：对女性，危害更大

中国人好酒是出了名的，不管是节假日聚会，还是日常朋友聚会，酒总归是少不了的。很多人可能会认为，饮酒是男性居多，但事实上，如今女性饮酒的也不在少数。2006 年的一项调查显示，我国居民现在饮酒率为 21%，与 1991 年全国高血压流行病学调查中得出的饮酒率比较发现，女性饮酒率增长了 73.1%。

饮酒带来的危害和香烟一样，不容小觑！女性的体内脂肪比男性高，对酒精的消耗也就比男性更多，因而喝酒对女性的危害比男性更大。大量证据一致表明，饮酒过多会导致女性增加罹患一些与生殖特征相关的疾病风险，其中最常见的是乳腺癌，对卵巢癌的影响也不小。

乙醇是酒精中最有害的物质之一，虽然乙醇本身不是导致卵巢癌发生的直接致癌物，但它会影响一系列类固醇激素发生反应，尤其是雌激素。对于绝经前的女性，长期大量饮酒会导致体内雌激素和雄激素的水平升高，长此以往，体内便会堆积较多的雌激素，而雌激素已被认为在卵巢癌的发生中有重要的作用。

对于绝经后的女性，酒精反应就更为敏感了，轻度饮酒都会使激素水平增高。因此，无论是绝经前还是绝经后的女性，酒精带来的伤害都是致命的，因酒精而引起的致癌机制还包括促性腺激素水平发生改变、诱导脱氧核糖核酸（DNA）损伤、体内叶酸代谢受损等，这些机制在很大程度上都会使卵巢癌的转移风险增加。

有女性患者经常咨询笔者，过量饮用白酒会致癌，如食管癌、肝癌和胃癌等，得到大家的一致认可，我喜欢喝点红酒，红酒能喝吗？有致癌性吗？

红酒致癌，这往往是人们没有关注的。有研究发现，和啤酒、白葡萄酒等任何酒类相比，红酒的致癌性与它们类似，关于红酒致癌的报道，也常见诸报端。2011 年，哈佛大学医学院的一项研究，在对 10 万名护士长达 20 年的跟踪调查后发现，每天摄入酒精 5～10 克（相当于每周喝 3～6 杯红酒），会使女性患乳腺癌风险上升 15％，并且这种影响是累计的，酒精的日摄入量每增加 10 克，患癌风险就上升 10％。对于卵巢癌，红酒同样有风险。

所以，为了健康，为了远离癌症，最好不饮酒，至少，少饮酒。

卵巢癌的饮食误区辨析

一项临床调研结果显示：几乎所有肿瘤患者都会或多或少地存在膳食认知方面的误区，而超过90％的患者从未接受过正规的营养教育和指导，导致患者及家属在肿瘤治疗或康复期间，疑惑重重，甚至走入误区。如有不少患者听说某类食物含有有害物质，从此一点都不敢碰，担心吃一点就会导致病情加重；有的患者认为患病后元气大伤，就应该大补特补……下面这些误区或案例，都是基于何裕民教授40多年的肿瘤临床经验积累，有些是患者的血泪教训，在此分享给大家，以免重蹈覆辙。

饮食过于小心

患癌后，患者或家属会通过各种渠道获得一些生活、饮食方面的建议，女性本就性格细腻，此时往往更是小心谨慎，饮食上也是非常仔细，甚至到了严苛的地步。有的患者每天准备餐食时，什么食物都要查一下，什么是可以吃的，哪些又是致癌的？如果听说某种食物可能含有致癌物，就一点都不碰！生怕饮食不注意，没按照"规定"的来吃，对健康不利。如果看到网上流传什么"抗癌饮食妙法"，也一定是一丝不苟地执行。患者整个神经终日处于紧绷状态，最终会影响到睡眠、精神状态，反而让生活质量明显下降。

何裕民教授有不少患者就是如此情况。有一位患者发现自己患癌后，其他医生告知以素为主，她在饮食上就非常注意了，基本完全素食，不碰任何肉类。外面的食物从来不碰，生活上是规定自己几点吃饭几点睡觉，如早上 6 点半就必定要上厕所，如果不上厕所，那一天都心事重重。由于饮食过于单一，营养缺乏，患者最后出现了明显的营养不良，体质非常虚弱。

何裕民教授一直指出，对患者来说，合理的饮食很重要，但这样刻板、教条式的饮食、生活方式，过分拘泥于此，反倒对健康不利。

其实很多食物都或多或少含有对人体健康不利的成分，包括致癌物，只不过含量多少不同而已。即使食物中含有对人体有益的成分，包括抗癌物，过量摄入也会有害。但是食物是否真正具备毒害作用（不管是合成的还是在食物中天然存在的，有害的还是无害的），它的毒性均取决于剂量和食用时间。而且食物中也存在一些有害物质的拮抗因子，自然界万物体现了相生相克，食物也是如此！

因此，合理饮食的关键因素之一就是要饮食多样化，全面膳食；不同的食物里含有人们所需要的不同的营养素，只有合理搭配，摄入不同的食物，做到平衡膳食，才能改善患者的营养状况，提高免疫力，更好地提高临床疗效。

还能吃肉吗？每天可以吃多少肉

临床中卵巢癌患者经常咨询笔者：听说肉类能够增加体内雌激素，那还能不能吃肉了？

肉类是人们膳食的重要组成部分，随着我国经济的快速发展、人们生活水平的不断提高，我国居民的肉类消费量一直呈快速增长趋势。

但多项研究表明，脂肪摄入量与体内雌激素水平有关，从高脂饮食改为低脂饮食后，几周内细胞质内的雌激素受体水平就会下降。而脂肪摄入过量是导致肥胖的原因之一，肥胖和卵巢癌的关系非常密切。有研究认为，肥胖者身上脂肪过多，会刺激体内激素水平的提升，如脂肪细胞能释放雌激素，增加女性肥胖者患癌的风险。

那是不是一点肉都不能吃呢？当然不是！

人体雌激素含量多少与肉类摄入量有关，但并不是唯一影响因素。正常、适量地摄入肉类，是人们膳食的重要组成部分。根据《中国居民膳食指南》（2022 年版）指出，肉类是优质蛋白质、维生素和矿物质的重要来源，在患者营养状况欠佳时，肉类能量高、营养丰富，尤其是禽肉、鱼肉等，是补充营养、增强抗癌力的主要食物。现在癌症患者排斥的动物内脏，其营养素含量也不低，如动物肝脏，其蛋白质含量高，脂肪含量较肉类低，含有丰富的维生素 A、B 族维生素、铁、硒等微量元素，适当食用对人体是有益的。

那每天可以吃多少肉类？

建议卵巢癌患者每天畜禽肉摄入量 50 克左右，并避免食用加工肉制品。可以采用蒸、煮、炖等烹调方式，一方面营养丰富，另一方面易消化吸收。应避免煎、烤等加工方式产生的有害物质。

卵巢癌患者喝汤有讲究

俗话说，宁可食无肉，不可饭无汤。汤水不仅暖胃，还被认为是滋补的最佳选择。而且在用餐时，适当喝点汤水有助于食物的溶解，从而有益于胃肠的消化和吸收。

但是，喝汤可是有学问的。

一般来说，长时间的煲煮，肉类、海鲜类等高蛋白食物中的嘌呤物质会随着烹饪时间的延长，逐渐溶解在汤中，如果喝这种汤，嘌呤物质摄入增加，会增加痛风的风险，因此，卵巢癌伴有痛风的患者，别喝久炖的汤品。许多人讲究喝老火靓汤，意思是用文火炖了较长时间的汤。其实，老火靓汤主要是靓在"味道"上，味道好归好，但并不一定适合所有人。

还有不少卵巢癌患者有喝浓汤的习惯，猪蹄汤、骨头汤等熬得越浓越白就越觉得这碗汤滋补，实则不然。要熬出白色的浓汤，关键在油。油在煮沸的汤水中不断被打散，变为悬浮的、肉眼不可见的脂肪微滴，也就是实现了"乳化"，因此汤色越白、越浓稠，脂肪含量也就越高。《中国居民膳食指南》（2022 年版）推荐每人每天摄入食用油 25～30 克，但调查显示，目前我国人均摄入量为 42 克。摄入过多的脂肪和动物油脂会增加肥胖的风险，还会增加糖尿病、高血压、血脂异常和冠心病等慢性病的发病率。而且前文已述，过多的膳食脂肪会导致肿瘤细胞快速增殖，从而诱导肿瘤血管生成。过多的脂肪进入体内后，雌激素和胰岛素等激素水平会不断升高，导致卵巢中脂质失调，从而助长肿瘤的生长与扩散。

关于喝汤，很多人认为"多喝点汤，营养都在汤里呢！""不会吃的只吃肉，会吃的多喝汤。""把这碗汤喝了，里面的渣吃不吃都无所谓。"然而，从营养学的角度来看，"汤渣"的营养价值要比汤水高得多。以鸡汤为例，经过长时间炖煮的鸡汤中的确有不少可溶性的营养成分，如蛋白质、氨基酸、B族维生素等，对于消化能力较弱、食欲低下或肝肾功能较弱的卵巢癌患者来说，不失为一种补充营养的辅助手段。但鸡肉炖汤后，绝大部分营养成分，包括蛋白质、脂肪、维生素和矿物质等依然留在锅底的肉等汤渣里面，因此，患者喝滋补汤时，别光喝汤，也要吃肉。

何裕民教授有位 55 岁的卵巢癌患者，每天根据网上搜索到的食疗方，煲各种的食补汤，认为术后及化疗后体质弱，免疫力低下，需要大量补充营养。2 次化疗后的例行血液检查均发现：胆固醇、甘油三酯、尿酸值均明显高于正常值，且肝脏 B 超显示：中度脂肪肝。之后的几次复诊中，何裕民教授都要问问她近期饮食状况，但凡有误则予以纠正，并及时指导补充营养的合理方法。3 个月后再次复查，指标均趋于正常值。

因此，汤品滋补，但不适合所有患者，要根据自身病情，合理进补，方能受益。

鸡蛋、鸭蛋，哪个更合适

鸡蛋是临床患者食用最多的营养品，物美价廉，营养全面，很受卵巢癌患者的喜爱。鸡蛋中的蛋白质在人体中消化利用率很高，是日常食物中最优质的蛋白质之一。鸡蛋蛋白以卵清蛋白为主，蛋黄除了含有丰富的卵黄磷蛋白外，还含有丰富的脂肪、维生素和矿物质等营养素，特别是铁、磷以及维生素A、维生素 D、维生素 E 和 B 族维生素含量较为丰富。

鸡蛋和鸭蛋在营养上区别不大，蛋白质和钙、铁、锌、硒等矿物质的含量差距很小，如 100 克白壳鸡蛋与 100 克鸭蛋的蛋白质含量只相差了 0.1 克，两者的维生素含量也基本差不多。而从脂肪和胆固醇来说，100 克鸡蛋中的脂肪含量比鸭蛋低 4 克左右。但鸭蛋的胆固醇含量比鸡蛋低，卵磷脂含量比鸡蛋高。

由此可见，鸡蛋、鸭蛋营养差别不大，卵巢癌患者不必纠结鸡蛋和鸭蛋哪个更合适的问题。

有的患者认为，自己血液的胆固醇偏高，蛋黄富含胆固醇，不能吃。

其实有研究认为，人体内的胆固醇水平高低，主要取决于人体内源性合成多少和代谢能力。因此，食物摄入的胆固醇多少并不是影响体内胆固醇水平高低的主要因素。在合理饮食的前提下，每天食用 1～2 枚鸡蛋，可以满足人体对胆固醇的需要，而且也不会出现过剩的问题。

鸡蛋常用的烹调方式，如煮、煎、炸、蒸等，除维生素

B_1 少量损失外，对其他营养成分影响不大。但建议卵巢癌患者少食用煎蛋，因为食物经过高温煎炸，会产生很多油脂氧化产物和糖基化末端产物，这些物质会促使人体氧化进程加速，对患者健康不利。可以常食如滑嫩水泡蛋、蒸鸡蛋羹、鸡蛋汤、蒸蛋饼、肉泥蛋花汤等，既补充了营养，又利于消化和吸收。

甜食少吃为好

甜食往往是女性的心头好，美味的蛋糕、甜点、甜饮料让人无法拒绝。但在 2007 年，世界癌症研究基金会和美国癌症研究所发布的《食物、营养、身体活动与癌症预防》（第二版）指南中强调：要避免含糖饮料，限制摄入高能量密度的食物［高能量密度食物是指能量超过 942～1151 千焦/100 克（225～275 千卡/100 克）的食物；通俗说法，就是含糖量高的］。甜食之所以有甜味，与其中含有较多的葡萄糖、果糖和蔗糖等呈现甜味的成分有关系。

日本的研究人员发现，平时好吃高糖类食物的人，由于自身免疫功能减退，患癌症概率比普通人高 4～5 倍。

《约翰·霍普金斯之癌症研究报告》曾经称"糖是癌的食物"。在何裕民教授指导下，笔者的博士论文是研究城市高发癌症与饮食之间的关系，其中就涉及高糖食品对癌症的影响研究。大样本调查结果发现：城市高发癌症（如肺癌、乳腺癌、肠癌、肝癌、胰腺癌、卵巢癌等）的患者对高糖饮食的依赖度比较高，他们往往对甜食十分偏爱。由此可以佐证：长期高糖饮食可能和癌症发生有一定关联性。

那少吃糖，人体能量从何而来呢？除了蛋白质和脂肪供能以外，能量主要从淀粉中来，而淀粉主要来自主食，如米、面以及荞麦、燕麦、玉米等粗粮。

富含淀粉的主食，尤其是未经精加工处理的粗粮主食，其中大部分糖类属于"复合"形态，对人体健康是有益的。这些粗粮主食不仅可以给人体提供能量，而且保留了谷类外层更多的营养素，包括膳食纤维、维生素和矿物质等，还含有不消化的抗性淀粉。人体虽然不能消化吸收膳食纤维，但膳食纤维对健康非常有帮助，如降低血液胆固醇、预防癌症、减轻体重等。

因此，防范癌症的一个重要对策是尽量减少日常生活中含糖高的甜食、精制糕点等的摄入。建议卵巢癌患者碳水化合物供给量为总摄入能量的 50%～65%；其中纯能量食物，如单糖的摄入量，其供能比占总摄入量的 5%～10%。每天吃糖总量不要超过 50 克，最好在 25 克以内（一陶瓷汤匙糖为 15～20 克）。

酱瓜、腐乳，一点都不能碰吗

现在各种报纸、电视、网络对膳食营养很关注，宣传较多，基本一致地认为，酱瓜、腐乳里含有亚硝酸盐，对健康不利，对癌症患者不合适，民众也深受影响。卵巢癌患者为女性群体，胃口本就比较小，受此类报道影响，有时即使胃口不好，酱瓜、榨菜、腐乳类的也一点都不敢碰。

其实大可不必如此。对于卵巢癌患者，在治疗和康复期间，往往食欲较差、胃肠道消化功能较弱，此时我们建议患者可以多吃点适合自己口味的，患者食欲不振时可以多食粥，易于消化，适合胃肠道。在食粥的同时，偶尔配点酱瓜、腐乳，也能增加患者胃口，改善食欲。

民间食用豆腐乳极为普遍，腐乳富含蛋白质、碳水化合物、不饱和脂肪酸、矿物质（钙、磷、铁）、胡萝卜素及多种维生素等营养成分。腐乳作为一种大豆发酵制品，不仅具有大豆本身含有的多种生理活性物质，如皂苷类、大豆异黄酮类等，而且由于微生物的发酵作用，产生了一些大豆没有的生理活性物质，使得腐乳更具有营养和保健功能。经微生物发酵后的豆腐乳，大豆原有的豆腥味、胀气因子和抗营养因子等不足被减弱，消化率大大提高，同时产生了多种具有香味的有机酸、醇、酯、氨基酸等物质。经过发酵后，水溶性蛋白质增加，这使得腐乳极易消化，口味鲜美。

因此，对于病中、病后，进食不香的患者，膳食中搭配点酱瓜、豆腐乳之类的小菜，开胃醒脾，能助胃气，对于卵巢癌患者而言，适当食用也是可以的。

盲目补钙，不可忽视的危害

研究认为，钙对防治某些癌症有积极的作用。美国学者研究发现，摄入高钙者比低钙者大肠癌发生率显著降低，间歇性摄入高钙饮食，可减弱离子化脱氧胆酸、脂肪酸、亚油酸盐和油酸盐的促细胞分裂作用，每天摄入 1.5～2 克钙，可使大肠癌高危人群结肠黏膜细胞脱氧核糖核酸合成显著减少。有研究者将 930 名既往有结肠腺瘤史的患者随机分为两组，一组每天服用 3 克碳酸钙，另一组空白对照，每年随访。1～4 年后发现，前者腺瘤发展显著延缓，且在高钙饮食开始 1 年后即表现出防护作用，说明钙在结肠癌变的过程中可及时起作用。

但我们在临床中又发现多例大剂量口服钙片后，出现多发性肠壁上的钙化灶，并诱发了腹痛、肠粘连等的案例。

> 多年前，笔者在何裕民教授旁侍诊时亲历一案例：温州青年女性，施某，十分靓丽，患了卵巢癌，控制得不错，已经康复六七年了。出于温州人的商业天性，她康复后投身某著名直销品牌，做维生素及钙片直销，由于下家太少，囤货太多，她就瞒着何裕民教授，大量吃维生素及钙片，心想反正是好东西，多吃无妨。结果，一次体检发现腹腔内满是钙化灶，且肚子老是隐隐作痛，尿液中维生素 C、维生素 B_1 的含量超标严重，何裕民教授就一直追问她吃了什么？她支支吾吾，最后说，天天把脱不了手的维生素及钙片大把大把地当补药吃……因为她知道，何裕民教授不主张盲目乱补这些东西！结果被何裕民教授批评一顿后，表示不吃了，但已经晚了。不久，莫名其妙地出现肠梗阻、腹部剧痛，结果，各种治疗措施罔效，最后不明不白地死于非癌（非命），死因不明。而她原本并没有肠粘连等征兆。

通常的钙片，并没有确凿证据证明真的增加了体内钙的充分利用。因此，盲目补钙片，并不是好办法。

根据我们的经验，鼓励多晒太阳，加强活动，适当服用在体内可促进钙合成的维生素 D，是个不错的选择。

豆类：到底能不能吃

碰到卵巢癌患者，包括乳腺癌、子宫内膜癌、子宫颈癌等患者，她们几乎都会问笔者同样一个问题：大豆能不能吃？豆制品，如豆浆、豆腐和豆腐干能吃吗？大多数患者想吃又不敢吃，原因据说是大豆里面有异黄酮，有雌激素样作用，会增加患卵巢癌风险。

众所周知，食用大豆是中国人的发明，已经有几千年的历史。大豆中的大豆异黄酮是一种植物雌激素，它与雌激素的结构和分子量相似，它能与雌激素受体选择性地结合，在女性体内对雌激素有双向调节作用：当人体内雌激素水平偏低时，异黄酮占据雌激素受体，发挥弱雌激素效应，表现出提高雌激素水平的作用；当人体内雌激素水平过高时，异黄酮以"竞争"方式占据受体位置，同时发挥弱雌激素效应，因而从总体上表现出降低体内雌激素水平的作用。因此，它是天然的植物雌激素，能在体内起雌激素样作用；但与合成激素是完全不同的物质，无合成激素的副作用。

其实异黄酮的抗癌作用并不完全是抗雌激素作用，还可以作为抗氧化剂防止脱氧核糖核酸（DNA）氧化性损害，通过诱导肿瘤细胞凋亡、抑制肿瘤细胞的癌基因表达等抑制肿瘤生长。

美国研究人员发现：从小就大量吃大豆的美国亚裔妇女，患乳腺癌的风险可降低 58%；青春期或成年期后食用大量大豆，这一效果有所减弱，但患乳腺癌的风险仍能减少 20％～25％。而且，这一效果适用于该研究中的所有妇女，不管她们是否有乳腺癌家族病史。

对于卵巢癌，豆类同样是有意义的，值得推荐。

建议卵巢癌患者可以用豆制品（如豆腐、豆浆等）代替黄豆，更易被人体消化吸收。

至于豆类的食用量，建议卵巢癌患者每天可以食用 30 克北豆腐，或者 1 杯豆浆（1 杯 200 毫升容量）。

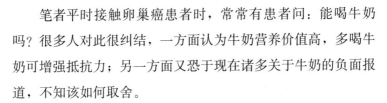

牛奶，能喝吗

笔者平时接触卵巢癌患者时，常常有患者问：能喝牛奶吗？很多人对此很纠结，一方面认为牛奶营养价值高，多喝牛奶可增强抵抗力；另一方面又恐于现在诸多关于牛奶的负面报道，不知该如何取舍。

目前关于牛乳、乳制品与卵巢癌的关系，有很多报道。坎贝尔教授在其权威调查《中国健康调查报告》中提示：动物性膳食（尤其是牛奶）增加了许多常见癌症的发病率，如乳腺癌、胰腺癌、卵巢癌、前列腺癌等。在动物实验中，坎贝尔教授发现："毫无疑问，在黄曲霉毒素启动癌的大鼠模型中，牛奶中的蛋白质是非常强的促癌剂。"

根据前文所述，瑞典卡罗林斯卡研究所对 6 万多名女性的调查发现，大量的乳制品摄入与女性患浆液性卵巢癌存在直接的联系，会增加患该卵巢癌的风险。那些每天饮用 4 杯以上奶制品的女性，卵巢癌的发病率比每天喝 2 杯牛奶的妇女高出 1 倍。

看了这些报道，很多人可能会说，既然多喝牛奶会致癌，那牛奶就不能喝了，特别是肿瘤患者更不能喝。

确有一些报道说牛奶致癌，但相较于西方国家而言，我们对牛奶及其奶制品的摄入总量还是比较少的。中国人能经常喝牛奶也就是近几年的事，而且即使喝牛奶较多的人，每天喝牛奶的量一般也不会超过 2 杯。从这一点来讲，中国人因正常喝牛奶导致卵巢癌的可能性就较小。

那到底喝多少呢？建议卵巢癌患者不要把牛奶作为每天的必需品，可以 1 周喝 2~3 次，一次 200 毫升左右。

别迷信营养补充剂

生活中女性较男性往往更注重保健，饮食上比较注意营养，胡吃海喝的少。患癌后，有的患者为了保证充足的营养，吃营养补充剂的不少，尤其是吃一些富含维生素或者矿物质以及膳食纤维的营养品。这些患者往往认为，现代人不缺脂肪，不能多吃肉，而这些维生素类的营养素都是有益于健康的，多吃总归是对身体有好处的。

事实真是如此吗？No!

有研究表明，对人体所需营养素，科学界大都界定了其在健康范围内需要摄入的量，达到某种摄入量后，人们不再会出现因某种营养素摄入不足而导致营养缺乏问题，不存在多多益善之理。

如卵巢癌患者因化疗可能会引起贫血，我们常常推荐患者食用一些富含铁的食物，但一般不推荐患者食用铁的相关产品。因为女性每天大约需要 20 毫克的铁，铁的摄入量如果每天超过 65 毫克，则有可能出现急性中毒，表现为呕吐和血性腹泻、凝血不良、代谢性酸中毒和休克等。长期铁负荷过度会引起肝、胰、心脏等器官的血色素沉着病与纤维化，而且大量摄入铁也会影响锌元素的吸收。

而有些患者食用的复合维生素 B 片和维生素 C 片，摄入过量也会出问题。研究表明，如一次口服 2 克以上维生素 C，可能会发生恶心、腹部痉挛、渗透性腹泻等。

2008 年 4 月的《循证医学数据库》告诉人们：补充某些维生素不仅无法帮助人们延年益寿，还可能引发过早死。丹麦哥本哈根大学研究人员开展了这项研究，参与测试的人数超过 23 万。研究结果不仅无法证明维生素具有延长寿命的作用，服用含有 β-胡萝卜、维生素 A 或维生素 E 的保健品补剂反而加大了健康人早死的可能性，健康人补充摄入有抗氧化作用的 β-胡萝卜、维生素 A 或维生素 E，早死概率会分别提高 7%、16% 和 4%。

荣获诺贝尔奖的詹姆斯·沃森教授，可以说是最著名的生物学专家。他认为，癌症晚期患者服用含有抗氧化剂的多种维生素片，会阻碍自身的治疗，这种药片可能弊大于利。

因此，卵巢癌患者别迷信各种营养补充剂，多吃富含这些营养素的食物，均衡膳食，才是最安全、最科学的方式。

需要食用蛋白粉吗

目前，随着人们对养生保健和健康的关注，食用补品的人群越来越多，而且很多人尤其青睐蛋白粉，特别是一些年老体弱以及手术以后的人群，服用蛋白粉更是很普遍。经常有卵巢癌患者咨询笔者：患癌后需要吃蛋白粉吗？

蛋白质是人体必需的营养素之一，可以说没有蛋白质就没有生命，它是机体组织细胞的构成成分，参与构成体内一些重要活性物质、修补、更新组织以及供能等作用。如果长期蛋白质摄入不足，会带来很多健康问题，如手术后伤口愈合不良、水肿、易感染等。

但摄入蛋白质也不是多多益善。蛋白质在人体内的分解产物主要是氨、酮酸、铵盐、尿素等，这些代谢产物都是通过肾脏排出体外。如果过量补充蛋白质，在一定条件下蛋白质分解的产物就增多，从而加重肾脏的负担。而且卵巢癌患者如果接受内分泌治疗，易造成钙质流失，容易引起骨质疏松的问题。此时如果蛋白质摄入过多，会同时造成含硫氨基酸的过多摄入，可加速骨骼中钙质的丢失，加重骨质疏松症。

因此，卵巢癌患者是否需要补充蛋白粉，要根据患者的具体病情而定。如果患者胃口良好，饮食均衡，动物蛋白和植物蛋白摄入充足，就没必要额外补充蛋白粉。如果患者没胃口、食欲不振、胃肠吸收功能差，或者有营养风险，可以通过蛋白粉补充一定的蛋白质，保证机体营养。

确实需要额外补充的患者，最好通过食物中的蛋白质来补（即食补），而不是借工厂生产的蛋白粉等产品来补；如果一定要用蛋白粉，则可加在豆浆、粥等食品中，和点心一起食用。蛋白粉中有某些活性物质，一旦遇到高热就会失去活性，故不要将蛋白质粉过度加热，最好是用50℃以下的温水冲泡食用。

患者需要多补一补吗

中国人历来有这样的观念：生病了，身体虚，就要补，亲友来探望时，也常常会送一些补品。在肿瘤患者中，经济条件稍好的肿瘤患者，多多少少都在吃补药，如虫草、人参、石斛等。

过去，中国人以农耕为主，生活条件不富余，因营养不良患病的确实不少，在温饱也没解决的情况下，补法确实起了很大的作用。因此，那个时候，"补益"饮食营养，以"补益"为核心，有其存在的科学意义和实用价值。

但随着时代的变化，温饱对绝大多数人来说已经不是问题，其实当今癌症发病率高，也大多是营养过剩所致，包括卵巢癌等。对此，再肆谈"补益"，恐大多是火上浇油。

因此，对于卵巢癌患者来说，要讲究正确的饮食营养，临床上反对滥用"补益"之法。尽管手术、放化疗损害了机体，一定程度导致了虚弱，但疾病的性质并没有发生根本性改变，此时，一般都不太适宜滥用补虚之法。而且化疗后，患者的消化吸收能力明显减弱，强行"填鸭"，徒增消化道负担，并无正面抗癌作用。

对患者来说，需要根据病情，做出针对性的"调整"。调整是双向的，讲究动态平衡，有可能是补，也有可能是泻，更确切一点说是改善人体的内环境，让人体整个功能状态处于一个平衡位置。如通过饮食调整患者的各种不适症状、调整睡眠、免疫功能、体能等，使各方面恢复正常。

因此，虫草、人参都不能救命，积极的治疗、合理的饮食、良好的心态、适度的运动，才是战胜癌症的法宝！

食素，适合于卵巢癌患者吗

如今关于食物与癌症的关系，比较一致的观点是在癌症发生、发展过程中，多食肉类往往是不利的因素，而蔬果对防癌、抗癌有积极的帮助。绝大多数女性食用肉类较男性少，患癌后，临床见到不少由此而食素的女性，而且现在全世界素食主义、素食文化正在悄然兴起，使得食素的卵巢癌患者不在少数。

有英国研究人员在对饮食习惯与癌症关系的研究显示，吃素者患血液型癌症的概率比吃肉者低 45％，而患实体癌瘤的概率也要比后者低 12％。英国研究人员对 6.1 万名英国男女进行了长达 12 年的跟踪调查。在研究期间，有 3350 人被诊断出癌症，其中有 68％的人是肉食者，22.5％的人是素食者，9.5％只吃鱼不吃肉。换算后，素食者患胃癌、膀胱癌等实体癌症和血液型癌症的概率都要远远低于肉食者。

英美科学家联手研究还发现：素食者与非素食者肠道内的微生物菌群明显不同，当人的消化液与上述肠道微生物作用时，所产生的化学物质也不尽相同，这可能是非素食者更易患癌症的原因之一。

但对于卵巢癌患者，我们建议饮食荤素搭配，适当偏素为宜。因为卵巢癌患者经过治疗，身体抵抗力下降，有的患者有营养不良和贫血等问题，适当地食用动物性食物，如鸡蛋、瘦肉、鱼、虾等，是补充营养的非常好的选择，只要摄入不过量，就不要太抵触。而纯素食食物单一，容易导致人体营养缺乏。如植物性食物中所含的锰元素人体很难吸收，只有动物性食物中所含的锰元素才容易被人体吸收；完全不吃荤（也包括不喝牛奶、不吃鸡蛋）的人，营养不均衡，免疫功能较弱；素食者贫血更高发，素食者往往容易缺乏锌和脂溶性维生素，会带来相应的健康问题。

即使是素食患者，也建议多吃些菌菇类、豆类和坚果类食物，这些食物营养丰富、种类齐全，可以帮助素食患者均衡营养，提高机体免疫力。

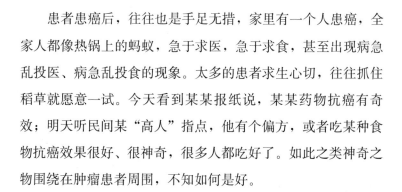

别病急乱投食

患者患癌后，往往也是手足无措，家里有一个人患癌，全家人都像热锅上的蚂蚁，急于求医，急于求食，甚至出现病急乱投医、病急乱投食的现象。太多的患者求生心切，往往抓住稻草就愿意一试。今天看到某某报纸说，某某药物抗癌有奇效；明天听民间某"高人"指点，他有个偏方，或者吃某种食物抗癌效果很好、很神奇，很多人都吃好了。如此之类神奇之物围绕在肿瘤患者周围，不知如何是好。

临床上就看到这样的例子。患者是一个很年轻的小姑娘，卵巢癌，"北漂"，没有医保，父母在家务农，还有个弟弟在上学，自己花光了所有的钱，实在没办法，寻求父母，而父母的第一反应不是拿钱治病，而是和她说，老家有个神医，说了吃某某食物、某某方子就能好，父母让她回家，寻求偏方。结果，小姑娘吃了1个月老家的偏方和所谓的"救命食物"。因为没有接受正规的医学治疗，病情恶化，没多久，人就不在了。

首先，不可盲目偏信偏方或者秘方。一些患者得知患了肿瘤以后，四处打听可以根治的偏方、秘方。一些江湖医生出于迎合患者和家属"急于求成"的心理，给出"包治"的承诺。而实际上，那些所谓的偏方、秘方未经过临床验证，有时不但无效，还可能对病情不利。

其次，要相信科学，相信权威的、严谨的和经典的科研和临床报道，不要轻信坊间的许多所谓的突破。自然界任何单一的食物，其价值（营养和药用）都是有限的，不能够仅仅依赖某一种食物。

其实，防治癌症并不需要什么灵丹妙药，也不需要什么名贵药材，没有所谓的神奇之物，关键在于平衡饮食，不挑食，荤素搭配，忌燥热及过分寒凉的食物。只要饮食搭配调理得好，食物就是最好的"抗癌药"。

三因制宜，饮食大不同

中医防治肿瘤，更重视和关注生癌的人。受中国文化与哲学的影响，中医对于人的认识更加立体和深刻。我们常说办好一件事需讲究天时、地利、人和，这句话很有道理，运用到饮食上，就是要顺应四时，根据不同地区环境，人的不同体质，找到适合自己的饮食方式，就是对癌症有利的。

因时制宜调饮食

俗话说"靠天吃饭"，其实不只是种植的庄稼等农作物的丰收与否离不开气候的照应，我们的身体也需要对气候的变化做出适应。不同时令有不同的季节特点，我们的饮食自然也应该做出相应的改变以顺天时。这方面，古人早就给我们以启示。古人云："春气温宜食麦以凉之，夏气热宜食菽（豆类）以凉之，秋气燥宜食麻（麻仁）以润其燥，冬气寒宜食枣以热性治其寒。"卵巢癌患者由于疾病的消耗，身体较虚弱，营养状况较差，对外界的适应性变化也变弱。因此，我们可以从食物入手，借助饮食来帮助患者，以适应不同的时令气候。

春生：帮助身体蓬勃生机

春日万物生长，生机蓬勃，正是阳气生发的时候，人体的生理机能、新陈代谢都处在最活跃的时期，所以人们的饮食也要选择一些清轻升发、温养阳气的食物，来帮助身体从冬日的寒冷中苏醒过来。

中医五行学说认为，肝主青，也就是说肝对应青色。想要养肝，不妨可多吃绿色的食物。春天正是各类绿色植物生长的季节，蔬菜鲜嫩可口，最适合不过了，如菠菜、西蓝花、芹菜、韭菜、春笋等。此外，各种既富含营养又有疗疾作用的野菜也新鲜上市，如荠菜、茼蒿、香椿、马齿苋等。

木克土，春季木旺易伤脾土，导致人体的消化功能受损。而卵巢癌患者常见消化道不适，出现腹痛、腹胀等，因此，此时宜多食甘味、温补和健脾胃的食物，如栗子、粳米、玉米、土豆、山药等。

初春之际是处于由冬到春的过渡时期，阳气始发，天气忽冷忽热，此时尽量不食寒凉之物，食物以温性为宜，可适当吃些葱、蒜、姜，既助长阳气，又可驱寒杀菌。

卵巢癌患者因是女性群体，患癌后常出现焦虑、情志不畅的表现。而"木旺于春"，春季肝火旺盛，情绪容易急躁，肝气条达则可散发心中的郁气。因此，患者在春季尤其要注意保持情绪舒畅，可以饮用一些花果茶，如玫瑰花茶、青皮饮等，一方面多饮水可以帮助促进机体新陈代谢；另一方面，玫瑰花、青皮等可以疏肝理气、调理气机。

在春季，人体新陈代谢旺盛，能量消耗增加，对蛋白质、糖类、碳水化合物、维生素等的需求都会增加，因此要合理安排饮食。日常饮食不能偏食，膳食中可适当增加一些豆制品、牛奶、鸡蛋和瘦肉类等，以补充优质蛋白质和能量；但不宜食用一些油腻不易消化的食物，如猪蹄、各种滋补汤、油炸食物等，容易加重脾胃的负担；也不宜进食羊肉、狗肉、麻辣火锅，以及辣椒、花椒、胡椒等大辛大热之品，以防热邪化火，变发疮、痈、疖、肿等疾病。

春天除了人体的机能开始活跃，各种细菌、病毒也都活跃起来了，故而也要注意饮食安全问题，尤其是一些久藏久置之物，如腌制类的咸菜、酸菜、隔夜菜等，在天气转暖后，病毒、细菌滋生活跃，使得这些食物容易腐败变质。

夏长：清凉解暑，败火燥湿

说起夏季，对于南方的患者来说，真是一个漫长而煎熬的季节。夏季气候有两大特点：一个是"湿"，还有一个就是"热"。尤其是梅雨季节，湿度极大，那种黏黏糊糊、潮唧唧的感觉，更加重了胸闷、心烦等不适症状。

夏季湿热天气，使得肠道湿热问题也较多，有些患者会表现为身体困重，大便黏滞不爽，甚至泄泻。

因此，患者在夏季宜多吃健脾渗湿的食物，如茯苓、薏苡仁、赤小豆等。但要少食糖分高且偏甜的食物，如奶油蛋糕、甜的点心、糖果等，以免助湿生痰，加重病情。

夏季天气炎热，出汗多，饮水量自然也变多，大量饮水冲淡了胃酸，消化液分泌相对减少，消化功能减弱，导致患者的食欲也下降，所以夏季饮食应以清淡、易消化、清热消暑为佳，避免食用黏腻、难以消化的食物，以免加重肠胃负担。

夏季气温高，在饮食调养上，《吕氏春秋·本味论》曰："凡和，春多酸，夏多苦，秋多辛，冬多咸，调以滑甘。"指出夏季可适当增加些苦味食物，如苦瓜、苦丁茶、苦荞等，苦寒食物不仅可以败火，还能燥湿，真可谓一举两得。

中医学认为，心为阳脏，应夏气，夏季以火热为主，热盛伤心，肺的功能也受损。因此，夏季人们往往出现心烦气躁、失眠、气喘等表现。饮食上宜多食竹叶、莲子等以清心安神。

除此之外，还可多食一些凉性食物，如薏苡仁、茭白、莲藕、丝瓜等，帮助人们缓解夏热。当然饮食上少不了夏日伴侣——西瓜、绿豆汤、酸梅汤等，这些果饮不仅可以清凉解暑，还可以补充一些因为多汗而流失的电解质等。

秋收：津干液燥，酸敛生津

秋季是万物成熟收获的季节，阳气收敛，阴气始生。因为秋季气候干燥，人体常表现为一派"津干液燥"的征象，如口鼻咽喉干燥、皮肤干裂、大便秘结等，根据中医学"春夏养阳，秋冬养阴"的养生原则，此时应该多增加些养阴润燥的食物，如芝麻、核桃、梨、香蕉、荸荠、百合、银耳、豆浆等。中医学认为，酸甘化阴，还可以多进食带有酸味的食物，如葡萄、石榴、苹果、芒果、柚子、猕猴桃、山楂等，帮助身体更好的化阴生津。

秋季作为夏季和冬季的连接桥，是极热到极寒的过渡阶段，因此早秋和晚秋的气候差异也极大。早秋多温燥，还常有

"秋老虎"的加持，因此早秋的饮食不可太过温热，得平补。常言道"秋瓜坏肚"，面对各种瓜类等寒凉之物都要管住嘴了，切不可贪凉贪食，可食用些健脾利湿、补而不峻的食物，如白扁豆、薏苡仁、芡实等。而晚秋气温已经降低不少，多属凉燥，得润补。《医学入门》中言："盖晨起食粥，推陈致新，利膈养胃，生津液，令人一日清爽，所补不小。"秋季多食粥，不仅可以驱赶寒气，还有助于养阴润燥、生津液。

《素问·脏气法时论篇》指出："肺欲收，急食酸以收之，用酸补之，辛泻之。"说明秋季应多食酸味食物，如番茄、橄榄、山楂、石榴、葡萄等。

俗话说："一夏无病三分虚"，秋季进补较为合适。但要注意饮食上不宜大补，贴秋膘也要有度，不要急于一口吃成个大胖子，补的过程中要少吃辛辣食物，尤忌大辛大热之物，以防助"燥"为虐，化热生火，加重秋燥。

冬藏：换种形式来"冬眠"

冬天是万物封藏的季节，阳气常藏于内。中医学认为，冬季五行属水，其气寒，通于肾，以养藏为本。

卵巢癌患者多兼阳虚，冬季天寒地冻，容易加重患者畏寒、手脚冰凉等症状，因而往往到了冬季，患者就容易贪食味厚性热之品，但是此类食物进食过多易生火伤阴。所以饮食应以温为主，而这个"温"有两层含义：一为适当选择温性食物，有助于保护体内的阳气，以免阳气消散，如可多食些核桃、刀豆、栗子、大枣等，但是像胡椒、尖椒、花椒、桂皮等辛辣燥热的食物，不宜多吃；二为食物温度宜温，不要吃冷食。

由于冬日是蔬菜的淡季，蔬菜数量少，且品种也较为单一，导致人体易出现维生素不足的表现，如口腔溃疡、牙根肿痛、出血、大便秘结等。再加上患者放化疗药物的影响，口腔黏膜、胃肠道损伤的症状会更为突出。因此，冬日要多吃些新鲜的蔬菜、水果等，以保证摄取均衡的营养，防止维生素缺乏。

秋冬进补最相宜

秋冬季节是自然界阴气日趋旺盛的季节，卵巢癌患者应顺应自然规律以调养阴气。而阴气最旺的时候，则最适宜人体阴精的培补、阳热消散的调理。

秋冬季节阴寒气盛，阳气敛藏，气血不畅，经脉失于温通，是卵巢癌及并发症复发或好发之时。冬令进补是指在冬季进行补益以强身健体，抵抗病邪。四时之气，秋收冬藏，人体也应顺应四时，在冬季进补，以有所藏，可使体内阴精充足。阳根于阴，通过冬季进补，到了春夏之际，则有助于阳气的升发旺盛。阳者，卫外而为固也，阳气充足了，人体抵御外邪的能力自然也就变强了。

"春夏养阳，秋冬养阴"的观点对卵巢癌患者康复有着重要意义，能够指导临床某些不适症状的调理，如常常于冬去春来之际易发生的头晕目眩，若能在秋冬之时就勤于调理，滋补肝肾，往往可减轻春夏之际症状的表现程度。此外，相关研究显示，多种慢性病诸如肠功能紊乱、病毒性肝炎、尿路感染、甲状腺功能亢进、复发性口腔溃疡，以及梅尼埃病、癫痫、汗证、红斑狼疮等常在夏季好发或加重的疾病，均适宜在冬天诊治。这一观点同时在指导养生的方式中也发挥着不可忽视的作用，体现了中医传统观念中"天人合一"的思想，通过顺应四季的不断变化与更替，使人体阴阳之气与之相通，达到阴阳平调。

因地制宜调饮食

"一方水土养一方人，一方水土也导致一方疾病"，因此，因地制宜是中医学养生、防病、治病的特色之一，也是饮食抗癌的重要原则之一。卵巢癌的精准饮食康复，也需要依据地域特点做相应调整。

由于中国地域辽阔，各地物产及习俗不一，人们的饮食行为常常大相径庭，不一而足。对此，需了解原则，有所兼顾。换句话说，指导患者饮食，首先需要了解患者长期生活所在地的地理环境特点、饮食习惯等，加以兼顾，方能取得佳效。

总体上来说，东南地区气候多湿热，饮食上宜多食清淡化湿之品，尤其是夏季，更需常常食用薏米羹、绿豆汤、苦瓜等；东北地区常干而寒，宜常食滋润而兼温补之品，如银耳、百合、核桃等；西北地区干而多燥，宜常食润燥而补肺肾之品，如枸杞子、桑葚、沙棘等；西南地区多山岚瘴气，除兼顾各自特点外，常需食用鱼腥草、青蒿、蒲公英、草果等。但这只是一个原则，不能僵化而死板地运用，应参照多方面因素，综合考虑。中国城市之多在这不能穷举，遂将以东南沿海和西北内陆两个多发地区为例，与大家探讨。

东南沿海：滋养痰湿的"温床"

卵巢癌的发病因素至今仍无明确定论，但是根据近些年的一些流行病学调查结果来看，越是经济发达的大城市，罹患卵巢癌的女性越多。专家推测之所以生活富足地区卵巢癌发病率更高，可能与饮食中脂肪含量，特别是动物脂肪含量高有关；也要考虑城市女性生活压力大、竞争激烈等因素。

中国人一直很讲究吃，天上飞的、地上走的、海里游的，煎炒炸烤，变着花样，精细化、高蛋白、高脂饮食数不胜数，实在让人眼花缭乱。尤其是节假日，各大餐馆都是门庭若市，稍有名气的餐厅都要排队等位。而东南沿海地区经济发达，大城市较多，人们工作、生活压力大，美食也是名目繁多，高压生活环境下，很多人化郁闷为食欲，用口舌的欢愉来暂时忘却工作和生活的烦恼，容易出现三餐不规律，暴饮暴食，甚至还会出现压力肥的问题。

除此之外，尤其是江浙沪地区的饮食还有一个特点，那就是嗜甜，不管是无锡小笼包、糖醋排骨，还是上海红烧肉，都离不开糖的作用。再加上这些地区本就气候潮湿，不少人都会受到痰湿的困扰，出现容易困倦、腹部肥满、胸闷、痰多等表现。

因此，东南沿海地区的患者一方面要减少动物脂肪的摄入，尤其是一些炸烤过的动物皮，如鸡皮、烧鹅皮、炸猪皮等，脂肪含量极高，以及一些动物内脏等；另一方面要减少糖分的摄入，尤其是现在各式各样的奶茶、甜点、冰淇淋等。很多人觉得喝奶茶时选无糖、3 分糖就没关系了，但这不过都是自我安慰罢了，很多测评显示这些奶茶中的糖含量仍很高。建议适当选择一些化痰祛湿、利水消肿的食物，如白扁豆、薏苡仁、冬瓜、赤小豆、茯苓、玉米须、川贝母、丝瓜等。

西北内陆："大口吃肉"须有度

西北属于内陆地区，包括内蒙古自治区、新疆维吾尔自治区、宁夏回族自治区和甘肃省的西北部，距海遥远，再加上高原、山地地形较高，以及对湿润气流的阻挡，导致本区降水稀少，气候干旱，形成沙漠广袤和戈壁沙滩的景观。气温日较差与年较差都很大，冬季严寒而干燥，夏季高温，降水稀少，长期处于炎热与寒冷的气候交叠之中。

西北地区饮食风俗显得古朴、粗犷、自然、厚实，尤以牛羊肉为多。笔者前几年去青海、甘肃游玩时，几乎每天不是炖羊肉、烤羊肉、炕羊肉，就是牛肉干、炖牛肉等，确实是吃得不亦乐乎，但是对于久居平原的人来说，每天这么多的肉也确实有些吃不消。

因此，西北地区的人们要尽量多吃新鲜蔬菜，增加膳食纤维的摄入，如土豆、羊肚菌、刀豆、番茄、茄子、胡萝卜、油菜、粗粮、杂粮等。如若体型肥胖、多汗、痰多的痰湿型患者，要减少牛羊肉在每天三餐中的比例，改变饮食结构，增加化痰祛湿的食物，如丝瓜、冬瓜、绿豆等，还可配合一些茶饮以解肉食之腻，如山楂麦芽茶、神曲丁香茶等。

因人制宜调饮食 ●

世上没有两条一模一样的河，自然也没有两个完全一样的人。每个个体都是独一无二的，受先天禀赋、生活环境与个人经历等多重因素影响，个体在机体结构、功能和代谢等各方面都具有特殊性。中医根据个体的不同特点和规律，提出了体质学说。临床上，卵巢癌患者常见血瘀质、气郁质、阳虚质、气虚质与痰湿质。因此，我们将针对这5种体质给患者提出一些适合各自的饮食与保健建议。

血瘀质：活血散结是要义

血瘀质的卵巢癌患者常表现为面色晦暗或色素沉着，口唇色暗，眼眶暗黑，皮肤干燥粗糙，常在轻微磕碰后或不知不觉间身体出现瘀青或瘀斑，舌头也常见紫暗或有瘀点，舌下静脉曲张，脉细涩等。

建议患者在饮食上可常食桃仁、油菜、黑大豆等具有活血祛瘀作用的食物，山楂粥、花生粥也颇相宜。除了饮食调理以外，还要培养乐观的情绪，苦闷、忧郁可加重血瘀倾向。平时还可以常按摩太冲（足背侧，第一、第二跖骨结合部之前凹陷处）、三阴交（小腿内侧，足内踝尖上3寸，胫骨内侧缘后方）等穴位。

气郁质：行气解郁是关键

气郁质的卵巢癌患者对精神刺激适应能力较差，平素性情急躁易怒、易于激动，或忧郁寡欢、胸闷不舒、时欲叹息，或有咽喉异物感、乳房胀痛，舌头常见淡红色，舌苔白。

建议患者多参加社会活动，常看喜剧、相声，或者富有鼓励、激励意义的电影、电视。尽量不看悲剧、伤心剧情等负面情绪的影视作品。多听轻快、开朗、活泼的音乐，培养开朗、豁达的意志。饮食上，应少饮酒，多吃一些能行气的食物，如佛手瓜、橙子、橘皮、海藻、玫瑰、荞麦、茴香菜等帮助调畅气机。日常保健可以按摩阳陵泉（小腿外侧，当腓骨头前下方凹陷处）、膻中（胸部前正中线上，平第4肋间，两乳头连线中点）等穴位，都是非常方便的。

阳虚质：多食温阳，少食寒凉

阳虚质卵巢癌患者的特点为形体白胖，面色淡白无华，总是手脚冰凉，怕寒喜暖；喜欢吃热的，不敢吃凉的东西；小便清长，大便也容易稀溏，口唇淡而白，舌胖嫩湿润。

建议患者在饮食上多食有温阳作用的食品，如虾、核桃、韭菜、生姜、大蒜、小茴香、胡椒等温性食物，温性的羊肉、牛肉等红肉不宜吃。少食生冷寒凉的食物，如黄瓜、藕、西瓜等。平时可以按摩神阙（脐中央）、命门（第二、第三腰椎棘突间）等穴位。

气虚质：补气，提高抵抗力

气虚质的卵巢癌患者常表现为语音低弱，气短懒言，目光少神，肢体容易疲乏，容易呼吸短促，出汗，舌头常见淡红色，舌边有齿痕。

气虚的患者容易感冒，抗病能力弱，还容易出现内脏下垂等问题，适宜食用小米、山药、红薯、马铃薯、胡萝卜、猴头菇、豆腐、鸡肉、鹅肉、鹌鹑、青鱼、鲢鱼、黄鱼等具有补气功效的食物，平时还可以常按足三里［正坐，屈膝 90°，手心对髌骨（左手对左腿，右手对右腿），手指朝向下，无名指指端下方与中指平行处］、气海（腹正中线脐下 1.5 寸）等穴位。

痰湿质：少食肥甘厚腻

痰湿质卵巢癌患者的最大特点就是"心宽体胖"，腹部松软肥胖，面部皮肤油脂较多，胸闷痰多，口黏腻或甜，身重不爽，眼泡微浮，容易困倦，舌体胖大，舌苔白腻。

建议患者日常饮食宜清淡，少食肥肉及甜、黏、油腻的食物，多食用赤小豆、蚕豆、白扁豆、薏苡仁、芡实、海蜇、鲫鱼、冬瓜、香椿等具有健脾利湿作用的食物。日常可在丰隆（小腿前外侧，外踝尖上八寸，距胫骨前缘二横指）、承山（小腿后面正中，委中穴与昆仑穴之间，当伸直小腿和足跟上提时腓肠肌肌腹下出现凹陷处）等穴位进行按摩。

精准饮食，对症出击

卵巢癌的治疗方法主要为手术联合化疗，合理的化疗能有效延长患者的生命，改善患者的预后。然而，治疗所带来的不良反应导致患者出现诸多的心身不适，这些困扰常常以"症状群"的形式出现，严重影响患者的生活质量。

很多患者认为不适症状只能通过药物缓解或治疗，却忽视了饮食调护的重要性。但临床实践显示，食物无毒副作用，通过合理的饮食来缓解卵巢癌患者的症状，患者大多愿意接受。我们根据多年的临床实践，在给予患者中药调整的同时，积极配合饮食疗法，常获佳效。因此，根据不同患者的症状，采取针对性的饮食措施，并将它实行到每天的生活中，对治疗有积极的帮助。

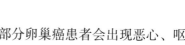

恶心、呕吐：适度"放空"肠胃

因化疗药物的影响，部分卵巢癌患者会出现恶心、呕吐的症状。美国 MD 安德森癌症中心（UT MD Anderson Cancer Center）对癌症患者的常见症状进行评估，其中包含了情绪症状群（苦恼、健忘、悲伤）、疾病症状群（气促、麻木、疼痛、口干）、疲乏症状群（疲劳、睡眠不安、瞌睡）以及胃肠道症状群（恶心、食欲不振、呕吐），研究中发现这13个症状在卵巢癌化疗患者中均有出现，其中恶心、食欲不振和苦恼是最常出现的3个症状。呕吐时胃强烈收缩将胃肠道内容物挤出，胃酸的腐蚀、内容物的摩擦都会对患者的黏膜产生损伤。

所以，为了避免进一步对肠胃造成损伤，要适度"放空"肠胃（即让胃肠空着，减轻其负担），尤其是化疗前后3～6小时（甚至更长），建议停止进食，减少饮水量。平时避免食用一些油腻的食物，可多食生姜、陈皮、厚朴、刀豆等，帮助理气、健脾、止呕。在呕吐的间歇期，可适当进食一些新鲜的水果。进食后不要立刻躺下，可以选择半卧位进行休息，避免引起恶心、呕吐。

我们在临床上进行了多次实践，结果表明适度"放空"肠胃既减轻了胃肠道反应，又增强了化疗效果。有研究表明，饥饿时正常细胞会自我保护性回缩，癌细胞则扩充以摄取更多营养，故特别活跃，遂更易被化疗所抑制。

● 食疗推荐方

◆ 芦根止呕粥

食材：新鲜芦根150克，竹茹20克，薏苡仁50克，粳米50克。

做法：挑选并洗净新鲜芦根、竹茹，芦根晾干水后切成碎段，与竹茹同时放入砂锅，加水适量，浓煎30分钟，去渣取汁，待用。将薏苡仁、粳米淘洗干净，薏苡仁放入砂锅，加水适量，大火煮沸后，改用小火煨煮30分钟，再放入粳米，并加入芦根、竹茹煎浓汁，根据情况可加适量清水，大火煮沸，改用小火煨煮成稠粥，早晚 2 次分服。

功效：芦根生津止渴，竹茹清热化痰，二者都可以除烦止呕；薏苡仁可利水渗湿，三者配合可以很好地缓解恶心、呕吐症状。

◆ 陈皮半夏粥

食材：陈皮 6 克，姜半夏 9 克，粳米 100 克。

做法：将姜半夏、陈皮放入冷水中浸泡 20 分钟后煮沸，煨煮 30 分钟后，滤取药液，再将粳米与药液共煮成粥即可。

功效：姜半夏降逆止呕；陈皮理气健脾。半夏得陈皮之助则气顺而痰自消，陈皮得半夏之辅则痰除而气自下，临床二者常配伍合用。而且由于二者皆以陈旧者为贵，所以有"二陈"的称谓。二陈组合可有效缓解胃气上逆引起的恶心、呕吐等症状。

◆ 陈皮姜茶

食材：陈皮 6 克，生姜 3 片。

做法：将生姜片与陈皮放入壶中，用沸水冲泡，加盖煮 5 分钟即可。

功效：陈皮可理气健脾；生姜温胃散寒、止呕。有时何裕民教授会让患者直接口嚼生姜，或喝点生姜汁，方便且效果不错。

◆ 粳米煨姜汤

食材：粳米 20～30 克，生姜 15～20 克，蜂蜜 30 克，食盐适量。

做法：粳米炒黄后放入器皿中，加水 250 毫升，用文火煮至米粒开花。将生姜剖开放入少量盐，用湿纸包裹煨熟，制成煨姜，再将煨姜切成姜米放入粳米中，煮至稀粥样时，加入爆炒过的食盐，最后加入用纱布过滤过的蜂蜜，拌匀后即可服用。患者先进3～5匙，待10分钟后，再徐徐服之，服药后一般30分钟左右呕吐即止。

功效：煨姜，味辛、苦，性热，有温中散寒、回阳救逆、止呕吐之功；食盐，味咸，性寒，有清热解毒、除痰涎之效；蜂蜜，味甘，性平，有补中益气、清热解毒、滑肠通便之功。同时，食盐和蜂蜜还可以抑制煨姜过热之弊。

◆ 刀豆柿蒂汁肉片

食材：刀豆30克，柿蒂20克，瘦猪肉50克，植物油、生姜、食盐等适量。

做法：首先将柿蒂洗净，加适量水煎煮取汁液备用；瘦猪肉切片洗净擦干水；生姜切丝；锅中放入少量植物油，将瘦猪肉片放入翻炒，再加入刀豆、柿蒂汁、姜丝炒熟，再加入适量盐调味即可。

功效：刀豆，性味甘温，归胃、肾经，有温中、下气、止呃的功效，现代研究发现刀豆中的刀豆球蛋白可以选择性激活抑制性T细胞，对调节免疫反应具有重要作用；柿蒂，性平，味苦、涩，属胃经，可降逆下气。本方适用于易恶心、呕吐的卵巢癌患者，止呕的同时还可以补充营养。

食欲不振：消食开胃，调配适口菜肴

民以食为天，食物是我们获取能量的来源。一旦进食出现问题，身体失去营养的支撑，导致免疫力下降，各种问题都会接踵而至。所以，好胃口是健康的基础。而卵巢癌患者因为放化疗影响，可能会出现恶心、味觉异常等症状，会加重胃口不佳的问题。除此之外，治疗药物对胃肠黏膜的损伤也会影响消化功能。

出现食欲不振时，一方面可以采取少食多餐的方式，不必逼迫自己一下子必须吃下多少东西，通过这样一点一点进食的方式，让自己的肠胃逐渐适应，给它一个缓冲的时间；另一方面，可以适当增加一些消食开胃的食物，如山楂、麦芽、鸡内金等，同时可以通过醋、姜、蒜等调味料，增加菜肴的诱人香味，让人更有食欲。

食疗推荐方

◆ 白术猪肚粥

食材：白术 30 克，槟榔、生姜各 10 克，猪肚 1 付，粳米 100 克、葱白 3 茎（切细），食盐适量。

做法：猪肚的清洗比较繁杂，可加入面粉帮助洗去表面的黏液，还可加入白醋以去腥。猪肚清洗干净后可将白术、槟榔、生姜装入纱布袋内，将纱布袋纳入猪肚中缝口，用水适量煮猪肚至熟后取汁。以猪肚煮汁煮米粥，将熟时入葱白及食盐调味。

功效：本方源自《圣济总录》。白术可健脾益气，对胃肠系统有双向调节作用。《本草通玄》中记载："白术，补脾胃之药，更无出其右者。"古时还有"北参南术"的说法，是治疗胃肠系统疾病的常见补益类中药。本方有健脾消食、理气导滞的作用，适用于脾虚气滞致脘腹胀满疼痛、食欲不振、食后腹胀的卵巢癌患者。

◆ **健脾消食羹**

食材：山药、茯苓、麦芽各 15 克，山楂 20 克，鸡内金 30 克，鸡蛋若干枚，食盐和酱油适量。

做法：除鸡蛋外，其他药材共研成细末，每次 5 克，加鸡蛋 1 枚调匀蒸熟，根据个人口味加入适量的食盐或酱油调味后直接食用。

功效：山药、茯苓与鸡蛋具有补中益气的功效；山楂、麦芽与鸡内金具有消食导滞的作用。本方可消积导滞、行气除胀，适用于脾胃虚弱、消化不良导致的食欲不振、饮食不化的卵巢癌患者。

◆ **神曲丁香茶**

食材：神曲 10 克，丁香 1.5 克。

做法：上述两药放入茶杯中，沸水冲泡，代茶饮用。

功效：神曲属脾、胃经，可健脾和胃、消食化积；丁香归脾、胃、肺、肾经，可温中降逆、补肾助阳。二者同用可温中健胃、消食导滞，适用于胃寒食滞而出现食欲不振、脘腹胀痛、恶心呕吐、呃逆等的卵巢癌患者。

◆ **淮山粥**

食材：淮山药 60 克，粳米 100～150 克。

做法：淮山药、粳米洗净后同煮粥，用食盐调味即可食用。

功效：本方有健脾益胃、止泄泻、长肌肉作用，适用于食欲不振、大便滑泄、慢性久痢、消化不良的卵巢癌患者。

◆ 益脾饼

食材：白术 30 克，干姜 6 克，鸡内金 15 克，熟大枣 250 克，面粉适量。

做法：将白术、干姜、鸡内金研磨成粉，加熟大枣制成枣泥，再加面粉、清水，调和均匀后制成薄饼，放入锅内烙熟即食。

功效：本方源于《医学衷中参西录》。方中白术补气健脾、燥湿止泻；干姜温中补脾；鸡内金健脾消食；大枣补脾养血。诸味合用，具有补气健脾、消食止泻的作用。本品对于食欲不振、消化不良、脾虚食滞不消、腹泻的患者尤为适宜，可以常做常食。

焦虑、苦恼：疏肝解郁、调情志

有调查显示，我国恶性肿瘤人群中超过一半的患者有抑郁、焦虑的问题。由于卵巢癌本身会对激素产生影响，使患者出现类更年期症状，如心烦、易激怒、焦虑、失眠等；另一方面由于对疾病的生存预后、复发转移的未知，更会加重这种不安情绪。

对于这种负面情绪，除了常规的心理疏导以及药物治疗外，饮食方面配合治疗也可以起到不错的改善效果。中医学认为，情志抑郁多与肝气郁结有关，因此，可以选择疏肝理气的食物，如玫瑰花、绿萼梅、合欢花、郁金等。

另外，可常含橄榄。橄榄营养丰富，含蛋白质、碳水化合物、脂肪、维生素 C 以及钙、磷、铁等矿物质，含钙量高，且易被人体吸收，尤适于女性食用。民间有"冬春橄榄赛人参"之誉。研究资料表明，橄榄果实中还含有滨蒿内酯、东莨菪内酯、金丝桃苷和一些三萜类化合物挥发油、黄酮类化合物。中医学认为，橄榄味甘酸，有利咽化痰、生津止渴、除烦解郁之功，卵巢癌兼烦躁、忧郁、易怒，情绪不稳定者，可常含食橄榄。

· 食疗推荐方

◆ 玫瑰花茶

食材：玫瑰花5～6朵。

做法：将玫瑰花置于杯中，沸水冲泡，代茶饮用。

功效：玫瑰花性温，味甘微苦，具有行气解郁、和血散瘀功效。姚可成在《食物本草》中描述玫瑰花可主利肺脾，益肝胆，辟邪恶之气，食之芳香甘美，令人神爽。《本草拾遗》中记载："能和血行血、理气、治风痹、噤口痢、乳痈、肿毒初起、肝胃气痛。"对于肝气不舒的卵巢癌患者效果不错。

◆ 甘麦大枣汤

食材：甘草3两，小麦1升，大枣10枚。

做法：上述3味药，以水6升，煮取3升，温分3服。

功效：本方源于张仲景的《金匮要略》，常用于治疗精神恍惚、常悲伤欲哭、不能自主、心中烦乱、睡眠不安，甚则言行失常、呵欠频作者。方中小麦可养心阴、益心气、安心神、除烦热；甘草补益心气、和中缓急；大枣甘平质润，益气和中、润燥缓急。本方中的三味药都是常见的药食同源的食材，虽然简单，但是在临床上治疗一些焦虑、抑郁、神经衰弱等情绪问题效果不错。但是要注意的是，有痰火内盛之癫狂症、心火亢盛、湿浊内盛者，不宜使用本方。

也可以用小麦 30～60 克，粳米 100 克，大枣 6 枚。将小麦、大枣洗净，加水煮沸，取汁去渣，加入粳米同煮成粥。本方与甘麦大枣汤类似，尤其适用于卵巢癌患者出现烦躁、神志不宁、精神恍惚、呵欠多、悲伤欲哭难已、心悸、失眠、自汗等症状者。

◆ 百合地黄汤

食材：百合 7 枚，生地黄汁 1 升。

做法：以水浸洗百合一宿，去其水；再以泉水 400 毫升，煎取 200 毫升，去滓；入生地黄汁，煎取 300 毫升，分温再服。

功效：本方源于张仲景的《金匮要略》，可润养心肺、凉血清热，常用于神经或精神系统病症，尤其是情感性精神障碍和心理障碍等的治疗，包括卵巢癌患者出现抑郁、焦虑、失眠症等，也有一定效果。但有风寒咳嗽、中焦胃寒便溏者慎服。

◆ 银耳莲子汤

食材：银耳（水发）200 克，莲子 30 克，薏苡仁 10 克，冰糖适量。

做法：将莲子浸泡在开水中直至发软后捞出；水发好的银耳摘成小朵；锅中加适量水，将莲子、银耳、薏苡仁放入锅中，大火煮开后中小火煨煮 45 分钟，再根据个人口味加入少量冰糖调味。

功效：本食疗方具有清热解渴、养胃健脾、祛湿补血、滋阴顺气的作用，是常用的治疗焦虑症的办法。中医学认为银耳可滋阴润肺、益胃生津、强心补脑提神。现代研究发现，银耳中的多糖类物质可以增强机体免疫力，从而增强卵巢癌患者对放疗、化疗的耐受力；莲子是睡莲科植物莲干燥成熟的种子，可以养心安神、补脾益肾。

失眠：吃对了睡得香

人的一生有 1/3 的时间都在睡眠中度过，睡眠的好坏对一个人的精神状态影响非常大。失眠会影响一个人的内在与外在表现，长期的失眠甚至会引发抑郁、幻觉等精神问题。何裕民教授通过长期的临床观察发现：失眠或各种类型的睡眠障碍是促使绝大多数癌症患者病情发展的潜在危险因素之一，尤其是男女的胃癌、胰腺癌、脑瘤，以及女性的肺癌、乳腺癌、卵巢癌、胆囊癌等，更是不可忽略的触发因素。

失眠患者可多食用一些具有镇静安神作用的食物，诸如百合、酸枣仁、莲子、大枣、龙眼等。不要饮用过多的咖啡、可乐或者浓茶等，其中的咖啡因或者茶碱含量较高，会刺激我们的神经使其兴奋，让我们更加无法入睡。

其实家里很多常见的食材有很好的助眠效果，如老百姓居家必备的调味品食醋，醋能诱发机体产生 5－羟色胺，从而加强镇静催眠作用。用一汤匙食醋兑入温开水中，睡前饮服，能帮助睡眠（有慢性胃炎者不宜）。

晚餐喝粥，助眠又安神。小米有很好的安眠作用，可以将适量小米熬成粥，晚餐或者睡前 1 小时进食，催眠作用亦佳。

可能你没想到，葱和姜也能防治失眠。洋葱和生姜的气味有安神的作用，可使大脑皮质受到抑制，闻着这些气味就能很快进入梦乡。

其实失眠还是个"心病"，心病还须心药医。很多卵巢癌患者由于对生存预后的担忧，心理负担极重，整日或高度紧张，或又萎靡不振，心里的弦一直松不下来，自然无法安睡。所以首先要做到的就是放松心态，用积极乐观的心情来迎接第二天的到来，相信明天会更好！

有一位卵巢癌患者，她最大的问题就是失眠。有一点小事，她都会彻夜不眠。她的指标也反反复复、控制不好。她是个非常细腻的人，万事追求完美。

何裕民教授了解到她的特性后，就开导她："你为什么用了各种安眠药都不起作用？其实，本质上不是你的睡眠生理机制出了问题，而是你对任何事情都追求完美。任何事情都看作是天大的事情，放在了心里扛了起来。因此，你的神经、内分泌的弦始终是'紧绷着'的，你的神经状态始终是高度亢奋的，怎么可能自然入睡呢？"何裕民教授告诫她："你不学会放松，不学会调整过分认真的性格，那你想走向幸福，控制指标，是很困难的。"同时，建议她白天尽可能到户外活动，尽可能进行体力劳作，有空常与患友们待在一起。接受何裕民教授的建议后，患者努力调整，一步步走了过来。后来，不仅睡眠改善了，指标与病情都很稳定。

• 食疗推荐方

◆ 养心安神粥

食材：莲子、龙眼、百合各 10 克，大米 100 克。

做法：上述食材洗净后加入适量清水，大火煮开后改文火熬煮成粥即可。

功效：莲子可清心解忧、养心安神；龙眼可补心脾、益气血；百合清心安神。三物合用，有养心安神的功效，可改善卵巢癌患者抑郁、焦虑、失眠、多梦等症状。

◆ **茯苓莲子饼**

食材：茯苓、莲子各 20 克，面粉 100 克，白糖适量。

做法：将茯苓和莲子研成细粉，与面粉、白糖共调成糊，以微火在平底锅中摊烙成薄饼。本品可作为早晚餐，食用小米粥时可搭配本品食用。

功效：茯苓莲子饼有健脾补中、宁心安神之功效，可用于心脾两虚、心悸失眠或伴浮肿的卵巢癌患者，食之有良效。茯苓入心经，可以帮助养心安神，还可以缓解心悸及失眠，对神经衰弱也有很好的效果。现代药学研究还发现，茯苓不仅可以增强免疫功能，还含有一些天然的抗癌物质，其中的茯苓聚糖、茯苓酸等物质都可以帮助抑制致癌物亚硝胺的生成，可以预防细胞癌变。

◆ **百合知母汤**

食材：百合 7 枚，知母 15 克。

做法：百合浸泡一夜后沥干，再以 400 毫升水煎取 200 毫升，取汁。同样方法，煎知母，取 200 毫升汁水。将两次药汁混合煎，取 300 毫升汁水，分两次服用。

功效：本方源于《金匮要略》，具有养阴清热的作用，适用于心烦、怕热、失眠的卵巢癌患者。《日华子本草》云：百合可安心、定胆、益志、养五脏。《中华人民共和国药典》中提到百合性甘寒，具有养阴润肺、清心安神的功效；知母性苦、寒，具有清热泻火的作用。百合、知母性质皆寒，所以体质虚寒的患者不宜食用。

◆ **酸枣仁粉**

食材：酸枣仁 50 克。

做法：将酸枣仁炒熟，研成粉末，每天睡前用小勺取 5 克，用开水或者米汤冲服。

功效：酸枣仁味甘、酸，归肝、胆、心经，有宁心安神、养心补肝的作用，临床常用来治疗虚烦不眠、惊悸多梦等问题，效果甚好。现代研究表明，酸枣仁具有抗惊厥、镇静、催眠作用，酸枣仁中含有生物碱、多种氨基酸等，对调节睡眠有积极的作用。

乏力：气血同补效堪佳

乏力是一个常见的全身性症状，在癌症患者中更为常见，涉及多个脏器系统，多因患者自身的能量消耗过大以及各种治疗影响患者生理功能，从而引起机体疲乏无力。正常人感到乏力后，一般通过休息都可以得到缓解，但是癌因性的乏力却无法通过休息得到改善。除此之外，患者一般不会只有乏力这一个症状，往往还伴有很多其他症状，如嗜睡、失眠、精力不集中、情绪波动大、易怒、四肢沉重、肌肉无力、身体疼痛、焦虑等。

乏力的患者在饮食上可适当增加一些多糖类和富含蛋白质的食物，如香菇、蘑菇、灵芝、山药、大豆、豆腐、鸡肉、鱼肉等。对于气虚乏力的患者，可选择食用益气类的食物，如黄芪、太子参、山药、大枣、茯苓等；对于血虚乏力的患者，可食用当归、熟地黄、龙眼、枸杞子、大枣、猪血、猪肝等补血类食物。

- **食疗推荐方**

  ◆ 补虚正气粥

  食材：黄芪 15 克，人参 5 克，粳米 100 克。

  做法：将黄芪、人参、粳米洗净放入砂锅，加适量清水，浸泡 15 分钟后大火煮沸，再小火煨煮 30 分钟，早晚 2 次分服。

  功效：本方源于《圣济总录》，可大补元气、健运脾胃，适用于体虚、乏力、年老体弱、食欲不振等气衰血虚的卵巢癌患者。黄芪可补气升阳、生津养血；人参被称为"百草之王"，也是东北三宝之一，是驰名中外的名贵药材，有大补元气、补脾益肺的功效。由于人参价格高昂，品质参差不齐，所以也可用党参代替，虽然药力较人参弱，但是其补中益气、养血生津的作用也是不错的。

  ◆ 归参鳝鱼羹

  食材：鳝鱼 500 克，党参 15 克，当归 15 克，料酒、大葱、大蒜（白皮）、姜、盐、酱油各适量。

  做法：将鳝鱼剖背后，去骨、内脏、头、尾，切丝备用。将当归、党参装入纱布袋内，扎口待用。将鳝鱼丝置锅内，放入纱布袋，再放料酒、酱油、大葱末、姜末，加水适量。大火烧沸，打去浮沫，再用文火煎煮 1 小时，捞出纱布袋，加盐调味，吃鱼饮汤即可。

功效：本方具有补益气血的作用，适用于气血不足、面黄肌瘦、体倦乏力的卵巢癌患者。当归味甘，性辛温，可补血活血，改善血液循环；据《本草纲目》记载，黄鳝有补血、补气等功效，肉嫩味鲜，营养价值很高，民间视为补血强壮之剂，还有"小暑黄鳝"的说法。

◆ 黄芪瘦肉粥

食材：黄芪 10 克，猪瘦肉 50 克，粳米 100 克。

做法：黄芪浸泡 30 分钟后，煮沸取汁；将黄芪汁、猪瘦肉与粳米同煮成粥食用。

功效：黄芪具有补气升阳、生津养血的功效，且可增强人体免疫力；猪瘦肉可补精、益气血。两者相配，可加强补益气血、强身健体之效，适用于气血不足而致乏力的卵巢癌患者。

◆ 归芪补血粥

食材：当归 6 克，黄芪 30 克，粳米 30 克。

做法：将当归、黄芪浸泡 30 分钟后，煮沸取汁，再加入洗净的粳米煎煮成粥，即可食用。

功效：本方中黄芪甘温升发，可补肺、脾之气，当归养血和营，活血生血，二者配伍，阳生阴长，气旺血生，共同发挥补气生血的作用，在粳米的协调下，峻厉者可缓其力，和平者能倍其功。本粥具有增强机体免疫力，抗疲劳的功效。

◆ 茯苓鸡肉馄饨

食材：茯苓 50 克，鸡肉 100 克，面粉 300 克，盐、植物油等调味料适量。

做法：将茯苓研磨成粉，与面粉混合均匀，加水适量制成合适大小的馄饨皮；鸡肉剁成馅，根据个人口味加入适量盐、植物油及其他调料混合均匀；将馄饨皮与鸡肉馅一起包成馄饨，锅中水开后加入馄饨，煮熟即可食用。

功效：茯苓味甘、淡，性平，归心、肺、脾、肾经，可利水渗湿、健脾宁心，《日华子本草》中提到茯苓可补五劳七伤；鸡肉温中益气、补精填髓。两者合用，可健脾养胃、补中益气，适用于乏力、中气不足、气血亏虚的患者。

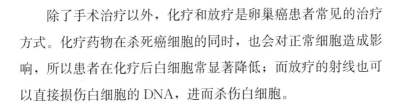

白细胞低下：食疗增免疫、抗感染

除了手术治疗以外，化疗和放疗是卵巢癌患者常见的治疗方式。化疗药物在杀死癌细胞的同时，也会对正常细胞造成影响，所以患者在化疗后白细胞常显著降低；而放疗的射线也可以直接损伤白细胞的 DNA，进而杀伤白细胞。

何裕民教授常和笔者说起这样一则案例，某康姓女士，卵巢癌，已化疗 7 次，CA125 指标仍高，按西医专家观点是必须再化疗。但她从第 4 次化疗起，即因白细胞指数减低加用升白剂；这次化疗后第 4 天，白细胞仅 $0.8 \times 10^9/L$，只能用升白剂。但升白剂只维持 2～3 天正常水平，随即下降。用了 3 针升白剂，白细胞只有 $1.5 \times 10^9/L$，再也上不去了。且不说用升白剂后全身骨头酸痛，且化疗也不能做，情绪极其低落。

白细胞是我们的防御卫士，一旦减少，机体抵抗力就会下降，各种细菌、病毒都可能在这时乘虚而入，对机体进行攻击。所以白细胞低下患者要加强机体免疫力与抗感染能力，可多食用木耳、香菇等菌类，这些食物中含有多糖类成分，对促进人体细胞生成、提高免疫力有积极作用，还可以配合吃黄鳝、牛肉等有助于升高白细胞的食物。要注意的是，白细胞低下患者的免疫力低下，为避免进食不洁食物引起感染，不宜吃生食，如蔬菜沙拉、生鱼片、泡菜、海鲜等食物。

• 食疗推荐方

◆ 花生山药汤

食材：花生、山药各 30 克，枸杞子 15 克。

做法：将上述食材洗净后加入适量清水，煨煮食用。

功效：花生可健脾养胃、补益气血，因其善于滋养补益，有助于延年益寿，所以还有个"长生果"的美称，和黄豆一起并称为"植物肉""素中之荤"；山药可同补脾、肺、肾三脏，《神农本草经》认为其主治伤中，补虚，可补中益气力，长肌肉；枸杞子可滋肾补肝，其中富含的枸杞多糖不仅是一种调节免疫反应的生物反应调节剂，而且可通过神经-内分泌-免疫调节系统发挥抗癌作用。有研究表明枸杞多糖能明显提高吞噬细胞的吞噬功能，提高淋巴细胞的增殖能力。本方常服，有一定的提高血液白细胞数量的作用。

◆ 黄精豆浆

食材：黄精 10 克，黑豆 25 克，黑芝麻 10 克。

做法：将黄精和黑豆分别浸泡 2 小时，黄精用沸水煮沸30～60 分钟，取汁与浸泡好的黑豆、黑芝麻一起放入豆浆机中打成浆饮用。

功效：黄精具有补养肺阴、润肺、益肾的功效，它的名字也是大有含义，明代药学大家李时珍称黄精"仙家以为芝草之类，以其得坤土之精粹"，可见其营养价值之高；黑芝麻是常见的补养之品，可补肝肾、益精血；黑豆不仅可以益精明目，还可养血祛风。三者相配，具有补肾益精、养阴生血等功效。本方适宜于化疗时或化疗后白细胞减少的卵巢癌患者。

◆ **黄芪石斛饮**

食材：黄芪 15 克，石斛、枸杞子各 10 克，大枣 5 枚。

做法：将上述材料洗净后放入锅中，加适量清水，煎煮饮用。

功效：《神农本草经》谓石斛："补五脏虚劳羸瘦，强阴益精，久服厚肠胃，轻身延年。"民间更是称其为"救命仙草"。本方能提高免疫力，具有增强补血和升高白细胞的作用。

◆ **鳝鱼骨头汤**

食材：黄鳝（去肉取骨）100 克，黑豆 90 克，大枣 5 枚，生姜、料酒、葱、盐各适量。

做法：黄鳝骨洗净，用开水焯，将泡好的黑豆洗净，全部原料一齐放入砂锅中，加清水适量，加入生姜、料酒、葱各少许，大火煮沸后，改用文火煲 2～3 小时，加入适量盐即可。

功效：鳝鱼含有丰富的蛋白质、二十二碳六烯酸（DHA，俗称"脑黄金"）、卵磷脂，民间对卵巢癌化疗期、白细胞减少者，常用此方法调补。临床观察表明，此法在补肝益肾的同时，也有很好的升高白细胞之功。黄鳝性温，微有温补之功，中医学认为，鳝鱼入肝、脾、肾经，可益气血、补肝肾、强筋骨、祛风湿。

贫血：益肾填髓、补气生血

卵巢癌患者的放化疗通常对骨髓有一定的抑制作用，影响造血功能，从而增加了贫血发生的概率。相关调查显示，几乎所有类型的癌症合并贫血都会缩短生存期，伴有贫血的癌症患者，死亡风险相较不伴贫血者增加了不少。

卵巢癌相关性贫血的因素是多样的，如若是因为药物引起的贫血，可以注射相关性药物治疗。这类患者平时可食用一些益肾填髓、补气生血的食物，如黑芝麻、核桃仁、桑葚、枸杞子、山药、黄精、刺五加等。如因缺铁导致的贫血，可多食含铁丰富的食物，如蘑菇、木耳、紫菜、鸭血、猪肝、乌骨鸡、鸭肝等。维生素C能够促进铁吸收，因此，贫血时可多食用一些富含维生素C的水果，如橘子、橙子、山楂、草莓、猕猴桃等。

同时，要减少摄入对铁吸收有影响的食物，如含有植酸盐、草酸盐、磷酸盐、碳酸盐、钙、锌等的食物，都会影响铁的吸收。可以将这类蔬菜先在水里焯一下，去掉草酸等成分后，再烹饪；茶叶中的鞣酸和咖啡、可可中的多酚类物质也会影响铁的吸收，应避免上述食物与富含铁的食物同食，建议在餐后1~2小时后再饮茶。

● 食疗推荐方

◆ 黄芪补血汤

食材：黄芪、党参各10克，山药50克，排骨250克。

做法：黄芪和党参装入纱布袋，扎口后和排骨、山药一起放入锅中，加适量水，先大火后小火炖煮至熟，捞出纱布袋后，饮汤食肉。

功效：本品可补血益气，升高红细胞和血红蛋白。党参不仅具有补中益气的功效，还能使红细胞及血红蛋白数量增加，改善贫血；黄芪补气生血；山药健脾益气；排骨为血肉有情之品，养血补血。

◆ 三红汤

食材：大枣7枚，红豆50克，花生20克。

做法：上述三味同煮汤，连汤共食之。

功效：大枣味甘，性平，能补脾益气，改善血虚萎黄，大枣中的多糖成分能促进造血功能；红豆含铁质、维生素 B_{12} 等营养成分，性平，味甘酸，可利尿、消肿、健脾，有补血和促进血液循环等功能；花生具有止血补血的双重作用，与其花生红衣（花生仁外表的红衣）能抑制纤维蛋白的溶解，增加血小板的质量，同时能促进骨髓造血功能。上述三种食物都有补脾生血之功，单用有效，三味合用，更能增强补血作用。

◆ 鸡血藤大枣汤

食材：鸡血藤30克，大枣5枚。

做法：将鸡血藤、大枣洗净后放入锅中，加适量清水煮汤。

功效：大枣具有益气补血之功效；鸡血藤可补血活血，《现代实用中药》称其为强壮性之补血药，其所含的黄酮类化合物，可促进人体造血功能，有助于防治贫血。

◆ 猪肝粥

食材：猪肝100～150克，粳米100克，葱、姜、油、盐各适量。

做法：先将猪肝洗净切碎，与粳米一同入锅，加水 1000 克及葱、姜、油、盐各适量，大火烧开后转用小火熬煮成稀粥。

功效：本方可益血补肝。猪肝是大家熟知的补血食物，含有丰富的蛋白质、矿物质、维生素等成分，可以改善贫血患者造血系统的功能，对卵巢癌见缺铁性贫血者有一定的疗效。

腹水、下肢水肿：少盐低钠，利水消肿

卵巢发生癌肿后，体积增大，同时肿瘤组织水肿，向盆腔、腹腔广泛种植，刺激腹膜血管，使大量液体渗透入腹腔，从而导致患者出现腹水。瘤体压迫静脉及淋巴管，血液及淋巴回流受阻，再加上肿瘤的消耗，患者营养状态下降，都会使患者出现四肢水肿、腹水等水液失调的症状。

出现这些症状的患者，要注意低盐或者无盐饮食，避免食用富含钠的食物，如油饼、油条、挂面、豆腐干、蚕豆、油菜（脱水）等，尽量选择高蛋白质食物，如鱼肉、鸡蛋等优质蛋白质，配合一些利水渗湿的食物，如冬瓜、玉米须、茯苓、薏苡仁等，可以帮助改善水肿的问题。

● 食疗推荐方

◆ 鲤鱼冬瓜赤小豆汤

食材：鲤鱼 250 克，冬瓜 250 克，赤小豆 50 克。

做法：将鲜鲤鱼加工处理干净后备用，赤小豆、冬瓜洗净放入锅中，加入适量清水，大火煮沸后改用小火煮至半熟时，

加鲤鱼煮至熟烂即可，不加调料，将赤小豆、冬瓜、鱼和汤分数次服下。

功效：本方为利水消肿的常用方，方中鲤鱼可利水消肿、下气止咳、退黄；赤小豆性味甘、酸、平，入心、小肠经，功能清热利水、散血消肿，主治水肿、腹部胀满、脚气浮肿、小便不利等，是利水渗湿之良药。两者均可利水消肿，合用更增强利水消肿之效。

◆ **黄芪茯苓粥**

食材：黄芪 20 克，茯苓 20 克，粳米 100 克。

做法：将黄芪、茯苓、粳米淘洗干净后，加适量水浸泡15 分钟后大火煮沸，再转小火煨煮，待煮熟后可根据个人口味加少许冰糖或红糖，亦可不添加。

功效：本方具有补脾和中、利水消肿之功效。茯苓作用于心、肺、脾、肾经，可利水渗湿、健脾宁心，临床常用于水肿、痰饮病的治疗；黄芪具有补气、固表、利尿的作用，可配合茯苓增强利水消肿的功效。

◆ **二冬泥鳅汤**

食材：冬菇 100 克，玉米棒 2 根，冬瓜 500 克，泥鳅 150克，姜片、油、盐各适量。

做法：将泥鳅加工处理干净备用，冬菇、冬瓜洗净，玉米切段（保留玉米须）。油热后加少许姜片煸香，泥鳅入锅煎十几秒钟后加适量水，再将冬菇、冬瓜、玉米放入锅中，大火煮沸后小火炖煮，出锅前再加少许盐调味。

功效：本方具有良好的利尿消肿的作用。泥鳅有"水中人参"的美名，是一种高蛋白、低脂肪的水产品，营养丰富且肉质细嫩，中医学认为它能调中益气、祛湿解毒；冬瓜味甘、性寒，是常见的消热、利水、消肿的蔬菜；平时我们常食玉米，总会把玉米须丢弃，其实玉米须也是一味中药，具有利尿消肿、清肝利胆的作用。

◆ 茯苓双子茶

食材：茯苓100克，葶苈子30克，车前子30克，生姜皮12克。

做法：上述食材洗净后加水适量，煎煮约30分钟，凉却后喝汁。

功效：车前子利尿渗湿；葶苈子不仅利水消肿，还可逐邪；茯苓利水渗湿；生姜皮行水消肿。《用药心法》中提到："茯苓，淡能利窍，甘以助阳，除湿之圣药也。味甘平补阳，益脾逐水，生津导气。"这四味药中每一味都具有利水消肿的功效，四物合用，更是强强联手，其消肿的作用显而易见。

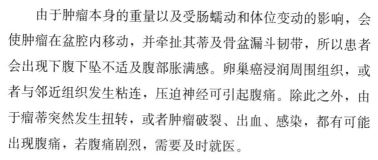

腹胀、腹痛：行气止痛，药膳有妙招

由于肿瘤本身的重量以及受肠蠕动和体位变动的影响，会使肿瘤在盆腔内移动，并牵扯其蒂及骨盆漏斗韧带，所以患者会出现下腹下坠不适及腹部胀满感。卵巢癌浸润周围组织，或者与邻近组织发生粘连，压迫神经可引起腹痛。除此之外，由于瘤蒂突然发生扭转，或者肿瘤破裂、出血、感染，都有可能出现腹痛，若腹痛剧烈，需要及时就医。

对于卵巢癌患者出现腹胀及腹部隐痛不适，可与药膳结合，利用一些行气止痛的中药来帮助改善疼痛的症状，如延胡索、郁金、川芎等；控制膳食纤维的摄入，少食如芥菜、脱水蕨菜、发菜、紫菜、黄豆、青稞等高纤维的食物，避免加重腹痛问题；以容易消化的食物为主，如鸡蛋羹、粥、软饭、面条等；控制盐和高脂肪食物的摄入，如腊肉、咸鱼、咸肉、咸菜、香肠、炸鸡、炸带鱼、炸猪排、盐渍梅肉类、薯片、椒盐花生、奶油蛋糕、奶茶、巧克力等。

食疗推荐方

◆ 马齿苋瘦肉粥

食材：马齿苋 60 克，鸡胸肉 50 克，粳米 150 克，食盐少许。

做法：鸡胸肉切成小丁，马齿苋洗净、切碎；粳米煮粥到黏稠的时候，加入鸡肉丁煮 3 分钟，再加入马齿苋煮 2 分钟左右，加入适量的食盐调味即可。

功效：现代营养学认为，马齿苋中的钙能够促进血管收缩，减少血液流量，具有缓解疼痛的作用。

◆ 延胡索粥

食材：延胡索 10 克，粳米 100 克，白糖适量。

做法：将延胡索择净，放入锅内，加清水适量，浸泡 5～10 分钟后，水煎取汁，加粳米煮粥，待煮至粥熟后，白糖调味服食，每天 1 剂，连续 3～5 天。

功效：本法具有良好的行气止痛的功效。《本草纲目》中归纳延胡索有"活血、利气、止痛、通小便"四大功效，既能行血中之气，又能行气中之血，是中药中的止痛良药。现代医学研究发现，延胡索含有十多种生物碱，具有较强的镇痛作用，还具有一定的催眠作用，对卵巢癌患者出现腹痛、腹胀以及睡眠欠安者，有较好的疗效。

◆ **延胡索佛手炖肉**

食材：延胡索、佛手各 10 克，猪瘦肉 150 克，调味品适量。

做法：将猪瘦肉洗净、切丝，加酱油、料酒、淀粉等拌匀。取延胡索、佛手洗净，放入锅中，加清水适量，煎煮 1 小时后，去渣取汁，加入猪肉丝，小火煮至猪肉丝熟后，加入盐、味精等，再煮一二沸即成，吃肉喝汤。

功效：本方可活血化瘀、行气止痛。佛手味辛、苦、酸，性温，中医认为佛手可疏肝理气、和胃止痛。现代研究发现佛手对肠管平滑肌有明显的抑制作用，对中枢也有抑制作用，可解痉止痛。

◆ **莱菔子粥**

食材：莱菔子 15 克，粳米 100 克。

做法：莱菔子洗净，加适量清水煎煮 30 分钟，去渣取汁，用汁煮粳米粥。

功效：此方可行气除胀。《本草纲目》中提到："莱菔子之功，长于利气。生能升，熟能降。升则吐风痰，散风寒，发疮疹；降则定痰喘咳嗽，调下痢后重，止内痛，皆是利气之效。"需要注意的是，莱菔子辛散耗气，故对于气虚者慎用，且不宜与人参同用。

八
卵巢癌不同治疗时期的精准饮食

　　长期以来，专家对患者的饮食建议往往缺乏针对性，多是泛泛而谈，多吃膳食纤维、低盐、低脂似乎成了如今很多慢性病的营养要求，但患者的病情不同，饮食习惯和胃肠道消化吸收能力也有差异，如此缺乏个性化的营养建议，往往收效甚微。近些年来，美国国立卫生研究院提出了"精准营养"的概念。简而言之，精准营养就是针对患者的具体病情提出的有针对性的饮食计划，以帮助患者尽快康复。

　　临床上，何裕民教授根据自己 40 余年的临床治疗、饮食调理的理论和实践经验，对卵巢癌患者不同治疗时期，如手术期、化疗期、放疗期等，提出针对性的饮食建议，患者更愿意接受，疗效也不错。

精准营养与卵巢癌

膳食、营养与卵巢癌

　　膳食与卵巢癌的关系一直是卵巢癌病因学研究的焦点之

一，并可能在不同时期潜在地影响着患者的身体状态。

脂肪与卵巢癌的关系非常密切，世界癌症研究基金会（WCRF）和美国癌症研究所（AICR）的《饮食、营养、体育活动和癌症：全球视角》指出，体脂过多会增加卵巢癌或子宫内膜癌等妇科癌症的发生风险。并且有临床研究发现，术后初期有因进食高浓度的鸽子汤、排骨汤等高脂肪食物而造成乳糜漏的问题，待给予无脂饮食干预后均于1～3天内好转。除此之外，对于一些高糖类的食物，如奶茶、蛋糕、巧克力等，以及一些生糖指数高的食物，如过度加工的米面、白面包、糖分过高的水果，都有研究证明与卵巢癌有密切的正相关；但选择大豆或全谷类（玉米、小麦、燕麦、全麦仁等），则有益于身体恢复。

另外，营养干预对改善卵巢癌患者的营养状况，有积极的意义。研究显示，卵巢癌术后化疗患者的营养状况较差，中重度营养不良者占76.1%，营养良好且不需要进行营养干预者仅有9.0%；同时，在进行营养评估时，发现膳食摄入量的减少是营养不良的重要原因。一项对卵巢癌围手术期患者干预的研究表明，接受全程营养管理模式的患者，整个围手术期的营养状况有很好的改善，营养状态和血红蛋白等指标都有明显提高，而且缩短了平均住院时间，减少了卵巢癌术后并发症的发生。

精准营养的重要性

所谓"精准营养"是针对某种疾病及个人身体情况等综合考虑制定出来的饮食。专业人士会根据患者的病情阶段和口味喜好等，搭配出对病情有帮助的、具有针对性的方案，促进患者疾病的康复。

精准营养不能只是"空中楼阁"，而是要得到切实的应用。

————陈君石院士在 2020 中国精准营养峰会上强调

陈君石院士将人类营养以金字塔的形式向大家展示，其最底层是全人类营养，依次往上分别是分层营养和个体营养，其最顶端就是"精准营养"。可见精准营养的重要性。

手术期

虽然卵巢癌的手术部位在腹部，但其胃肠道功能不会受到很大的影响，所以整个围手术期，除了需要控制脂肪的摄入外，无须太多饮食上的禁忌，只要根据患者不同营养状况来增减能量的摄入即可。

手术前

• 适当增加能量摄入是关键

提供能量的主要三大营养素为碳水化合物（常见全谷物类食物）、脂肪（常见烹饪油及肉类）、蛋白质（大豆及豆制品类、蛋类、乳制品类等），所以又被称为三大产能营养素。

卵巢癌属于一种高消耗的疾病，患者对能量的需求高于正常人，术前 1 周适当的增加能量，有利于耐受手术治疗；并且可以为术后提供丰富的能量，促进术后尽快恢复。

一般来说，如果是术前无法正常活动的卧床患者，按照84～105千焦/（千克·天）[20～25千卡/（千克·天）]（非肥胖患者的实际体重）来提供；正常活动患者以126～147千焦/（千克·天）[30～35千卡/（千克·天）]（非肥胖患者的实际体重）能量供给。

假设张三，体重50千克，身高1.60米，根据计算公式[BMI＝体重/身高²（kg/m²），18.5≤BMI≤23.9为正常体重]，得知张三为正常体重。所以她一天所需的能量为50×（30～35千卡）＝1500～1750千卡（6279～7325千焦）。如果是肥胖的患者，则根据患者自身情况，适当地减少能量摄入。

以7116千焦（1700千卡）为例，推荐一日食物组成，供参考。

主食250克、杂粮和杂豆50克[3.3寸（11厘米）直径的碗盛好后的1碗米饭、5厘米×4厘米×1厘米的馒头2片、一碗杂粮粥]；

蔬菜400克（绿叶蔬菜200克，其他蔬菜200克。双手一捧的绿叶蔬菜量大约是100克）；

水果200克（大约相当于中等大小的1个苹果）；

鱼虾70克（大个虾约4个或者3小块左右带鱼）；

肉类50克（大约相当于普通人手掌的大小和厚度）；

1个鸡蛋；

豆腐100克（根据市售盒装豆腐的量进行估算）；

牛奶200毫升（普通杯子1杯）；

坚果10克（相当于核桃2～3个，花生米8粒左右）；

植物油25克（一调羹油约10克）。

合理选择主食，粗细搭配

主食是碳水化合物的主要食物来源，是术前卵巢癌患者保证每天的全谷物摄入最经济的方式。患者每天可以尝试选择2～3种谷类食物，相互搭配，并将其分别添加到一天三餐的主食中，如小米、粳米、小麦、面条、玉米、荞麦、全麦等食物，采用多种烹饪形式，如做成粥、米饭、馒头、花卷、玉米糊、荞麦面、全麦面包等。

◆ **一日食谱** [**总能量约** 7535 **千焦**（1800 **千卡**）]

早餐：鸡蛋青菜荞麦面（鸡蛋 1 个，青菜 50 克，荞麦面50 克），拍黄瓜（黄瓜 100 克），豆浆 250 毫升（大豆 25 克）。

中餐：软米饭（粳米 50 克），芦笋炒虾仁（芦笋 100 克，虾仁 50 克），胡萝卜炒西蓝花（胡萝卜 50 克，西蓝花 150克），番茄肉片汤（番茄 150 克，瘦猪肉 30 克），苹果 1 个（约 150 克）。

晚餐：刀切馒头（小麦粉 100 克，酵母 2 克），小米山药粥（小米 25 克，山药 25 克），凉拌金针菇（金针菇 75 克），酸奶 250 毫升。

一天豆油 25 毫升，盐 6 克。

少吃脂肪，别忘了控制烹调油

虽说动物食物中的脂肪含量非常高，但每天真正的脂肪摄取"大户"则是烹调油，如人们常用的大豆油、花生油、菜籽油、橄榄油等。根据相关权威数据显示，每 100 克大豆油约含99.9 克脂肪，而每 100 克的瘦猪肉中只含有 6.2 克脂肪。即使按照中国居民平衡膳食宝塔中推荐的每天摄入 30 克食用油，其脂肪的含量也是瘦猪肉中的 5 倍左右。所以要想控制脂肪的摄入，就要先控制烹饪时的用油量。

根据《WS/T 559—2017 恶性肿瘤患者膳食指导》建议：使用多种植物油作为烹调油，每天在 25～40 克，建议首选橄榄油，其次也可选择亚麻籽油、菜籽油、豆油等。对于卵巢癌患者来说，过多的脂肪摄入可造成激素水平不稳定，不利于术后恢复。所以，术前患者尽量将脂肪的供能控制在一日能量的 25%～30%，烹调食用油尽量控制在 25 克以下，肉类食物建议选择去皮鱼肉和禽肉，尽量减少或不吃牛羊等红肉食物。烹饪方式以蒸、煮、炖、焯及快炒为主。

● 优质蛋白质，术前免疫的保证

优质的蛋白质在一定程度上也可以作为产能营养素，能够为术后储备能量，保持体力，帮助重建因手术而受损的组织，还可弥补手术后暂时性营养缺乏的问题。

对于术前卵巢癌患者来说，可将植物性优质蛋白质（大豆、豆腐等）、动物性优质蛋白质（鱼、禽、蛋等），添加在每天三餐中，尤其是大豆及豆腐，这两种食物的摄入量被明确指出能够降低卵巢癌发生及其死亡的风险，还可纠正部分患者的蛋白质营养不良的情况。

术前蛋白质摄入量建议：若体形消瘦且日常以素食为主、蛋白质摄入较少的患者，可在术前 1 周内，摄入蛋白质 1.5 克/（千克·天）；若体型正常，饮食正常的患者，摄入蛋白质 1.16 克/（千克·天）即可。

如每天保证 1 个鸡蛋，1 杯低脂或脱脂牛奶，100 克豆腐或豆制品，50 克瘦肉等；另外还可多摄入一些杂粮类，如荞麦、燕麦、藜麦等，也可获取一定的蛋白质。

丰富的低血糖指数蔬果

蔬果是卵巢癌患者维生素和矿物质的主要食物摄入来源，建议手术前每天摄入蔬菜 300～500 克，如叶类蔬菜（菠菜、芹菜、大白菜、小白菜、荠菜等）、茄果类蔬菜（番茄、茄子、甜椒等）、根茎类蔬菜（胡萝卜、白萝卜等）以及薯芋类蔬菜（山药、土豆、芋头等等），并尽量做到多种颜色蔬菜搭配食用。

建议每天摄入水果 200～300 克，以低血糖指数（GI）水果（GI 是衡量食物引起餐后血糖反应的一项指标，常用数值来表示。低 GI 食物则为指数＜55 的食物，说明摄入该食物后，体内升高血糖的速度较慢，对血糖水平波动影响较小）为主，如苹果、牛油果、橙子、圣女果、草莓、樱桃、李子、生香蕉、柚子、猕猴桃等。

蔬果中不仅含有丰富的维生素和矿物质，还富含膳食纤维，除了能够很好地补充营养素外，还能有效降低患者手术前胰岛素水平，避免术后并发症的发生，缩短住院时间，促进患者术后康复。

适当的肠内营养支持

有数据显示，约 60% 的卵巢癌患者被发现时，已是中晚期，其中常会伴随营养不良的问题。因此，2017 年的欧洲临床营养和代谢学会（European Society for Clinical Nutrition and Metabolism，ESPEN）指南中指出，所有营养不良的癌症患者、行腹部大手术的高风险患者及存在营养风险的患者，术前均应接受营养支持治疗，并首选经肠内途径。

表 1 是营养风险筛查 2002（NRS—2002），可供患者参

考，也适用于术后及康复期的患者。

表1　营养风险筛查2002（NRS—2002）

A. 营养状态受损评分（取最高分）	
1分（任一项）	近3个月体重下降＞5％ 近1周内进食量减少＞25％
2分（任一项）	近2个月体重下降＞5％ 近1周内进食量减少＞50％
3分（任一项）	近1个月体重下降＞5％或近3个月下降15％ 近1周内进食量减少＞75％ 体重指数＜18.5及一般情况差
B. 疾病严重程度评分（取最高分）	
1分（任一项）	一般恶性肿瘤、髋部骨折、长期血液透析、糖尿病、慢性疾病（肝硬化、慢性阻塞性肺疾病）
2分（任一项）	血液恶性肿瘤、重症肺炎、腹部大型手术、脑卒中
3分（任一项）	颅脑损伤、骨髓移植、重症监护
C. 年龄评分	
1分	年龄≥70岁

注：NRS—2002评分＝A＋B＋C。如患者总评分≥3分，则提示存在营养风险，应进行营养评定并制订实施营养支持计划。

来源：杨月欣，葛可佑. 中国营养科学全书：下册. 2版. 北京：人民卫生出版社，2019.

对于有营养风险且无法从饮食中获得身体所需的足够能量的患者，可以遵从医生的建议，术前给予口服营养补充剂（oral nutritional supplements，ONS），口服营养补充剂可以加强膳食中蛋白质、脂肪、碳水化合物、维生素及矿物质等营养素的补给，满足机体对营养物质的需求，是一种有效的营养支持方式。可以术前1周开始补充，每天2～3次，每次200毫升，小口慢饮，可根据自身情况适当增减，一般添加在三餐额外的加餐中。

而对于胃口较好且肥胖超重的患者，则无须过多添加口服营养补充剂。

手术前一天，该怎么吃

手术前一天的晚餐不宜太咸，宜选择少纤维素的食物，如粥、软米饭、面包、软面条、饼干、切碎的嫩肉、鸡肉、鱼肉、菜汁、去皮制软的瓜类、番茄、胡萝卜等，避免选择韭菜、芹菜、豆芽、竹笋、大白菜等多渣食物。

晚上 10 点之后则须避免一切固体食物，可少量饮水，减慢肠蠕动，减少粪便量，为第 2 天的手术做准备。

术前推荐食谱

◆ 正常食谱（适宜于营养摄入正常的患者）

早餐：番茄青菜鸡蛋面（番茄 100 克，小青菜 50 克，鸡蛋 50 克，豆油 3 毫升），凉拌萝卜丝（白萝卜 100 克，油 2 毫升），苹果 1 个（约 150 克）。

中餐：软米饭（稻米 50 克），清蒸鲈鱼（鲈鱼 100 克左右），紫菜豆腐汤（豆腐 70 克，紫菜干 5 克，油 2 毫升），清炒油麦菜（油麦菜 50 克，油 5 毫升）。

晚餐：荠菜馄饨（小麦粉 120 克，荠菜 50 克），山药炒木耳（山药 50 克，木耳 5 克，油、盐适量），猕猴桃 1 颗（约 80 克），低脂牛奶 250 毫升。

◆ 3＋2 食谱（适宜于有营养风险或营养不良的患者）

早餐：玉米燕麦糊（玉米粒 50 克，燕麦 50 克），枣泥蒸糕（干小枣 5 克，小麦粉 25 克），水煮蛋（鸡蛋 50 克），香蕉 1 根（约 150 克）。

加餐：肠内营养制剂（200～300毫升）。

中餐：青菜肉丝面（小青菜50克，鸡肉丝15克，油、盐适量），芦笋炒虾仁（芦笋75克，虾仁50克，油、盐适量），凉拌豆腐（豆腐100克）。

加餐：肠内营养制剂（200～300毫升）。

晚餐：软米饭（粳米50克），西蓝花烩鱼丸（西蓝花100克，鱼丸40克），番茄汤（番茄150克，小白菜50克，油、盐适量），低脂酸奶250毫升。

手术后

· 过渡性饮食，不宜大补

因为麻醉的原因，卵巢癌术后的患者会有一段时间处于禁食状态，一般6～8小时后可以正常经口进食。因为卵巢癌不属于消化道肿瘤，所以待患者麻醉清醒后，消化系统能够正常工作，只需要简单的饮食过渡（流质—半流质—软食的顺序），少食多餐，以易消化、易吸收的食物为主即可。

动完手术的当天可以进食后，先喝2～3勺橘皮水或温开水，之后可选米汤（一般指稀米粥去米留下来的汁）、蔬菜汁（蔬菜榨汁去渣，食物种类不宜太多，选择1～2种），每次饮用150～200毫升。随后可添加去油鲫鱼汤、去油黑鱼汤、去油鸡汤类流质，适当加入菌菇、木耳等食材，尽量少油、少盐，利于促进伤口愈合，增强机体抵抗力。

术后肛门排气后的第1～2天，可选择低油、低盐、易消化的半流质食物，如煮烂的八宝粥、小米粥、清面条、烂肉泥粥、馄饨、软面包、面片、小包子、小花卷、蛋糕、藕粉、果泥、鸡蛋羹、菜泥、芝麻糊等；忌食牛奶、豆浆等容易产气的食物，减少肠内发酵产气，从而避免腹胀现象；保证食材的稀、软、烂，以利于消化。

术后第一次排便后，则可正常饮食，适当增加含铁丰富的补血类食物，如猪肝、黑木耳、荠菜、葡萄、桑葚、芝麻、核桃等；增加一些优质蛋白质类食物，如干豆腐丝、腐竹、黄豆、豆浆、鸡蛋、鱼肉、乌骨鸡、香菇、蘑菇、冬菇等；忌食油炸、辛辣刺激的食物，烹饪时食物尽量做到细软、少油。

· 饮食有度，忌活血食物

刚做完手术的患者，往往机体组织损伤较重，患者元气大伤，此时消化吸收功能较差，饮食上忌大补和过量进食难以消化吸收的食物，如甲鱼、牛肉、羊肉、蛋白粉等。

另外，活血食物，如姜黄、益母草、丹参、辣椒、桃仁、茄子、山楂、玫瑰花等，乃卵巢癌术后之大忌，在术后伤口未完全愈合前，要谨慎食用，避免影响伤口的恢复。

化疗期

术后接受化疗可以有效延长卵巢癌患者的生存期，并改善其预后与临床结局。《2021NCCN 卵巢癌包括输卵管癌及原发性腹膜癌临床实践指南（第 1 版）》指出，目前在卵巢癌的治疗方法中，应最先考虑进行卵巢肿瘤细胞减灭术联合辅助化疗。

患者化疗期间的营养状态直接影响患者对化疗的耐受力和化疗的效果，而营养状况不佳的患者可能会更容易发生不良反应，甚至有些患者因严重的营养不良，无法进行化疗或导致化疗中断。因此，化疗期的饮食，一方面要保证患者足够的营养，使身体能够耐受化疗；另一方面要降低患者化疗中的副作用，提高治疗效果。

如何吃，保证营养

• 优质蛋白质：细胞再生的基础

优质蛋白质是细胞再生所仰仗的主要原料，因此，补充富含优质蛋白的食物，如豆类及其制品（黄豆、芸豆、黑豆、豆腐丝、豆腐、豆干等）、菌类（香菇、蘑菇、冬菇、木耳等）、肉类（牛肉、猪肝、去皮鸡肉、鸡肝、鹌鹑等），以及鸡蛋、紫菜等，有利于提供身体所必需的氨基酸，增强免疫力。

• 正确烹饪，留住营养

化疗期间患者容易出现不同程度上的恶心或呕吐，会加重营养的流失，出现营养不良。所以，建议烹饪时以低油少盐的方式，以炖、煮、汤等形式，最大可能保留食物中的营养素。

为了更大程度上保留蔬菜中的维生素和矿物质，建议先洗后切，减少放置时间，现做现吃，烹饪时以快焯凉拌、炖汤、清炒为宜。

肉及大豆类中富含丰富的蛋白质，为了避免美拉德反应（糖与蛋白质在一定温度下发生的反应）和氨基酸的破坏，此类食物应避免煎、炸、烤、红烧的方式，肉类以炖汤为宜；因人体对大豆消化吸收率较低，因此，可食用豆制品，富有营养，且更易被人体消化吸收。

谷类食物，尤其是玉米、燕麦、小麦胚芽等粗粮中富含 B 族维生素，故谷类不宜过多搓洗。对于化疗期间的患者，可将谷类做成粥、杂粮饭、点心等多种形式，以增加患者胃口。

如何改善化疗副作用

没胃口，怎么办

患者化疗期间经常出现不想吃东西、没胃口、食欲不振的问题，这有可能发生在化疗前，也可能发生在治疗中的 1～2 天，严重时有可能持续整个化疗过程。这也是导致患者化疗期间营养不良的原因之一。

所以，在化疗前 1 周，促进食欲，保持正常的食物摄入量非常重要。可将每天三餐分成 5～6 餐进食，有利于促进患者摄取营养；如果患者实在吃不下，可选择一些开胃小零食，如几片山楂片、几块萝卜干、几颗话梅等，都是不错的选择；还可随身准备一些易消化的干性食物，如燕麦棒、碱性饼干、坚果等。

另外，可以在菜里多放点儿葱、姜、蒜、醋和咖喱等调料进行调味，以代替多油、多盐和多糖的膳食，不仅可以增加食欲，而且这些调味品对健康也有积极的作用。中国人咖喱吃得不多，但适当吃些咖喱对健康有利。咖喱中含有姜黄素，姜黄素可抑制多种癌细胞的生长，并诱导癌细胞的凋亡，另外姜黄素还有降低血胆固醇作用。

为了提振食欲，增加饮食的鲜美，可以在菜里加点虾皮、蛤蜊、文蛤等以增加鲜味。

除此之外，还可以多吃点酸味食物，如凉拌菜里加点柠檬汁，或者白开水里加点柠檬泡水喝，适当吃些橘子、葡萄和猕猴桃等酸味水果，可以增加食欲。

吃一些养胃、细软的食物

可以吃一些半流质或者软食，半流质食物一般比较细软，容易咀嚼、吞咽和消化，可以选择大米粥、小米粥、碎菜肉糜粥、蛋花粥、烂面片、烂面条、馄饨、鸡泥等。可以将肉类食物做成肉泥、肉糜、肉丸等，且尽量选用白肉类食物。水果和蔬菜可以选择纤维素相对较少、水分相对较多的种类，如番茄、黄瓜、石榴、葡萄、梨、西瓜、哈密瓜等，可制成蔬果汁饮用。可根据医护人员的医嘱，每天5～6餐。

软食如发糕、馒头、软饭、面条、豆腐等，蔬菜宜多选用含纤维素少的蔬菜，如冬瓜、南瓜、胡萝卜等，烹调方式以炖、蒸为宜。

在进食半流质或软食时，尽量做到少食多餐，每天5～6餐，食物多咀嚼，有利于胃肠消化、吸收。

如患者进食减少，也可适当补充益生菌制剂，调节肠道菌群，提高肠道免疫力，避免腹泻、便秘的发生。

适当饮水

在调整饮食的同时，注意适当多补充水分。化疗期间饮水量要比平日更多些，这样能保证肾脏功能正常运转和促进药物代谢排泄，减少对人体的损伤。一般可通过观察尿量来判断饮水量是否足够，如果每天尿量不足2000毫升，提示患者饮水量不足，应及时补充水分。

小口喝水或准备一个水壶，口干的时候喝几口，有助于滋润口腔；也可尝试柠檬、橙子、山楂片、猕猴桃或其他酸味食物，有利于刺激唾液分泌，缓解口干的症状，提高身体代谢，加快体内药物代谢产物排出。

另外还可多食西瓜水、蛋花汤、赤豆泥汤（去皮）、绿豆泥汤（去皮）、米汤蛋花汤、胡萝卜泥汤、梨子水、橙子水、苹果水、菠菜水和青菜水等。

● 不同药物不同对待

对于服用奥沙利铂治疗的患者，治疗 5 天内不应摄入冷的食物，如冰箱里拿出来的食物、放凉的饭菜、凉拌菜等，生冷水果也不建议食用；使用紫杉醇治疗的患者，则需额外补充富含维生素 D 的食物，如鸡蛋、蘑菇、芝麻等，避免出现维生素 D 缺乏症和代谢性骨病的问题。

● "轻断食"饮食法

轻断食在癌症化疗中的应用研究日趋见多。对于接受化疗的患者来说，"轻断食"是指患者在一定的时间段内停止进食，其余时间保持正常进食的方法。

具体方法：化疗前 1 天和化疗当天要尽可能少吃，特别是碳水化合物等要少吃（表 2）；化疗结束后，再慢慢恢复饮食；也可从喝粥开始，以减轻化疗副作用，加强疗效。

临床上我们发现，当建议患者在化疗前 72 小时减少摄入食量，并要求患者调整摄入食物的就餐时间，如禁止患者在临睡前 3 小时内摄入一切食物，同时保持当天最后一餐与第 2 天第一餐间隔 12 小时的时候，患者在接受化疗期间恶心呕吐的症状会明显缓解。

表 2　化疗前一日食谱推荐（仅供参考）

餐次	推荐食谱
早餐（7：30～8：00）	花卷（花卷 50 克）、胡萝卜泥（胡萝卜 100 克）、水煮蛋（鸡蛋 50 克）、香蕉 1 根（约 150 克）

餐次	推荐食谱
中餐（12:00～12:30）	杂豆饭（黑豆 20 克、黑米 50 克、粳米 50 克）、菜瓜肉片（菜瓜 100 克、瘦猪肉 50 克）、凉拌西蓝花（约 400 克）
晚餐（18:00～18:30）	软米饭（稻米 50 克）、炒青菜（小白菜 150 克）、木耳炒肉（木耳 5 克、瘦猪肉 50 克）、老藕汤（莲藕 250 克）

晚餐结束后，除了饮用少量白开水外，限制一切食物及加餐。

对于食欲不振的患者，可将三餐分为 5～6 餐，但规定只在 7:30～18:30 之间食用，也可添加一些开胃的食物，如山楂、猕猴桃等。

对于化疗期出现恶心、呕吐的患者，应尽量减少用餐次数，拉长两餐进食时间，食物不宜过凉或过烫。

化疗前 4 个小时进食早餐，主食宜选择易消化、干性食物，如馒头、花卷、白面包片、发糕、包子等，以及一些易消化、味道淡的食物，如山药土豆泥、菠菜炒猪肝等。

化疗时可口含几片姜片，有利于缓解恶心、呕吐的不适。

化疗结束 2 小时后可进食，主食宜选择软食及半流质食物，如阳春面、稠小米粥、菜末粥、藕粉等，以及一些维生素和矿物质含量丰富的食物，如菠菜、银耳、海带、紫菜、白菜、甜椒等。

靶向治疗

靶向治疗，也叫分子靶向治疗，是最近几年发展起来的一类全新的治疗方法。它是在细胞分子水平上，针对已经明确致癌位点（该位点可以是肿瘤细胞内部的一个蛋白分子，也可以是一个基因片段），来设计相应的治疗药物。药物进入体内后，理论上说会特异性地选择致癌位点，与其相结合，从而发生药理作用，致使癌细胞特异性死亡。与此同时，它一般不会波及肿瘤周围的正常组织细胞，所以分子靶向治疗又被称为"生物导弹"。靶向治疗由于其高选择性、低毒副作用等优点，已成为卵巢癌治疗的主要方法之一。

大部分靶向药物需通过酶进行分解代谢，其中差不多一半的药物都受 CYP3A4 酶的影响。对于服用靶向药物的卵巢癌患者，医生常会建议患者少食西柚、葡萄柚等水果，与这些水果中含有大量的呋喃香豆素有关，它会抑制人体内的代谢酶 CYP3A4，影响靶向药代谢，减少药物在肠道的排泄，增加不良反应的发生率。除此之外，还应避免过多食用石榴、柚子、橙子、橘子、葡萄等食物，此类食物中的部分植物化合物可能会抑制体内酶的活性。

保持食物的清洁卫生。剩饭剩菜要及时放进冰箱；一些带皮的蔬果类在吃之前应用刷子和水擦洗干净；如若是不宜清洗的水果（如蓝莓、草莓、葡萄等）可先将其浸泡，然后冲洗；所有带皮的蔬菜和水果，最好去皮食用。

一些靶向药物会影响凝血机制和血压，出现不同程度的水肿或心律失常，故需限制每天钠盐的摄入量，每天不超过 6 克。如症状严重，则可限制在 4 克，甚至更低；同时不宜用酱油、味精等含钠高的调味品，限制每百克含钠量 100 毫克以上的高钠蔬菜，如油菜薹、空心菜（蕹菜）、茴香、芹菜等。

一些使用表皮生长因子抑制剂类药物的患者，需要多食用富含维生素（尤其是 B 族维生素和维生素 C）的食物，如绿叶蔬菜、水果，它们能够减轻药物对身体的伤害，促使靶向药更好地发挥作用。而且蔬果中丰富的 B 族维生素和维生素 C 能够缓解恶心、呕吐的症状，保护皮肤黏膜，使皮肤黏膜得到修复。

食物烹饪时，尽量做得松软可口，进食时细嚼慢咽。对于腹部不适或腹泻、恶心、呕吐比较严重的患者，可选择流质或半流质的食物。

避免辛辣刺激食物，如辣椒、胡椒、桂皮等调味品，这些辛辣食物会刺激肠胃，加重肠胃负担。

放疗期

放射治疗简称放疗，是一种物理性治疗，卵巢癌患者放疗部位一般在腹部，通过射线照射，穿过皮肤、肌肉进入肿瘤部位，致使肿瘤组织坏死。

四少三原则，减轻腹部炎症

四少：做菜的时候少油、少盐、少糖、少调味品。放疗会造成局部黏膜水肿、充血等问题，严重时还会造成局部皮肤溃疡、糜烂等炎症反应，过多的油、盐、糖会加重身体的炎症反应。

三原则：每天的饮食以食物种类丰富、粗细粮搭配合理、荤素搭配为原则。以蔬菜、水果、豆制品、粗粮为主，适当食用鸡肉、鱼肉、鸭肉等脂肪含量较少的动物性食物，并且建议在制作此类食物时，尽量去除外皮和肥肉，以减少脂肪的摄入。

除此之外，一些食物禁忌也需注意。禁饮酒、咖啡及浓茶；禁饮各类产气饮料，如汽水、苏打水等；禁用芥末、胡椒、咖喱粉、辣椒等辛辣调味品；治疗期间，不喝或者少喝乳制品，以防肠道不耐受出现腹泻问题。

益生菌：改善肠道菌群紊乱

放疗过程中，最常见的就是胃肠道的不良反应，治疗中放射线对肠道正常菌群造成一定的影响，肠上皮细胞表面结构被破坏，易引起肠道菌群失调。临床上也常发生因小肠吸收不良和肠蠕动紊乱引起反复腹泻和便血，所以可适当根据医嘱服用益生菌制剂，使肠道中的微生态恢复稳定，缓解症状。亦可自行选择一些正规商家生产的益生菌制剂，每天1～2条。

建议在食用益生菌的时候，可与谷薯杂豆类、蔬菜、水果一起同食，如大豆、玉米、土豆、红薯、苹果、柑橘等，此类食物含有天然的益生元，能够促进益生菌在肠道中繁殖。不仅如此，一些中药，如枸杞子、五味子、刺五加、灵芝、黄芪等，也能发挥益生元的效果，调节肠道菌群。

放疗期间不宜食用大补之品，如甲鱼、红糖、阿胶等，因为这类食物可能会加重恶心、呕吐等胃肠道副作用。若出现严重的呕吐问题，如进食则吐，在呕吐停止之前不要吃任何东西或喝任何液体食物，等到呕吐停止后，可以先尝试喝少量清澈的液体，如水或米汤，慢慢开始，每次小口啜饮，然后再慢慢尝试藕粉、米粉、面条、馄饨等偏软一点的食物。

不同副作用，饮食大不同

放疗因其有限的治疗效果及较多的副作用，以至于相对手术和化疗来说，并不是卵巢癌的主要治疗手段，但可作为其术后的辅助治疗及晚期复发病灶的姑息治疗。

• 放疗后津液损伤：滋阴润燥，忌辛辣

放疗常常会损伤人体津液，患者会出现津液不足，口燥咽干、咳嗽少痰等副作用，饮食上宜多食滋润而富有营养之物，如鱼汤、瘦肉汤、藕粉、梨汁、蛋花汤、荸荠汁和丝瓜汁等汤水多的食物。

放疗常导致"内热"，应忌食热性食物，如狗肉、羊肉、辣椒、花椒、芥末、八角、桂皮等，绝对禁烟酒。甚至姜、蒜都要少放，因为放疗导致黏膜受损后，对这类食物敏感性大增，食后会导致火辣辣的痛。

建议患者不妨试试五汁饮：梨、藕、甘蔗、荸荠、麦冬适量，榨汁服用；也可用果蔬方：苹果、生梨、葡萄、柚子、黄瓜、胡萝卜、白萝卜、绿叶蔬菜，上述果蔬任选2～3种，加芹菜1根，榨汁，连渣饮服。

• 骨髓抑制：益精生髓，注意饮食卫生

骨髓抑制最常见的为白细胞明显减少，患者免疫力降低，容易造成感染，如皮炎、皮疹等。所以，此时提高免疫力，降低感染风险为主要饮食原则。

中医学认为，白细胞生于骨髓而入血，所以适当补充如山药、桑葚、黑豆、黑木耳、黑米、黑芝麻、海参、黄芪、党

参、灵芝、黄精、枸杞子等食物，养肝滋肾，益精生髓，不仅有利于升高白细胞，还能提高抗癌力。

降低外源性食物感染，首要从食物卫生开始。治疗过程中不要吃生食，如蔬菜沙拉、生鱼片、泡菜、海鲜等不宜多吃；蔬菜保持新鲜，水果尽量不要带皮吃，以免造成肠黏膜的损伤；如若需要在外就餐，请保持公筷习惯，减少在外就餐的次数；虽然现在出现一些轻食、养生汤品类外卖餐，但仍须尽可能地减少外卖食用频率；吃剩的食物宜尽早放入冰箱冷藏保鲜，拿出后需彻底加热，才能食用；不建议食用隔夜菜，以免引起腹泻、腹痛等肠道反应。

● 急性放射性肠炎：低纤膳食，适当补液

急性放射线肠炎一般多在放疗后 2～3 周内出现，有些患者甚至可能在放疗后数小时就有症状。主要表现为腹痛、腹泻、脓血或黏液性的大便。严重时，还可能会出现水、电解质紊乱和循环衰竭。

首先，要杜绝食用刺激肠道的食物，如辣椒（尖椒、红椒、米椒、朝天椒等），日常人们多少都会有点这样的体会，吃完辛辣菜肴之后，常常会出现肛门灼热、腹部闷胀不适等症状，严重时还会出现腹泻、肠道黏膜充血；高纤维素食物（如麦麸、亚麻籽、麦糠、大麦、玉米、芹菜、茄子、芦笋、莴苣等）往往根茎筋络明显，且口感比较硬或粗糙，会刺激肠黏膜，加重便血，需暂时性避免食用。此外，浓茶或咖啡等也属于这一时期的禁忌食物。

再则可适当使用肠道益生菌制剂。严重的腹泻容易引起肠道微生态的改变，进而引起肠道菌群失调，益生菌制剂可调节

肠道菌群，抑制肠道炎症反应，故能够很好地缓解症状。常用的有乳杆菌、双歧杆菌之类，可增强肠道屏障功能及调节肠道免疫系统。

腹泻患者饮食以易消化吸收的食物为原则，食物需切小、制软，忌用各种粗粮、大块的肉、油炸食物、坚果等。恢复期患者可逐步增加膳食纤维摄入，蔬菜去粗纤维后可制成泥状食用。主食宜用白米、白面等细粮，如烂饭、粥、小馒头、白面包。另外可食用如鱼、虾、嫩碎瘦肉、豆腐、酸奶、土豆、冬瓜、饼干、藕粉等。

另外，建议适当补液，避免脱水。持续剧烈的腹泻必然会导致脱水现象，引起电解质紊乱，加重肠炎。所以，此时应适当地补充液体，如白开水、米汤、去渣的蔬菜汤、少许的淡茶水、电解质饮料或口服补液盐等。

腹泻期间，可以食用健脾止泻的山药粥。鲜山药50克、粳米100克，鲜山药削去外皮后洗净，切成小丁状备用。将粳米淘洗后，同山药一并放入锅内，加入适量清水，煮成稀薄粥，可以在早晚餐空腹温热食用。山药粥可健脾养胃、滋补益气，适合于卵巢癌放疗后见腹胀、腹泻、消化不良者。

● 放射性膀胱炎：抗炎利尿，减少膀胱刺激

对于放射部位在盆腔的卵巢癌患者来说，膀胱炎的发生率非常高。初期患者会出现瘙痒、下腹痛、四肢无力，随后常会出现尿频、尿急、尿刺痛的症状，严重时可出现血尿。解剖结构上膀胱与尿道相近，所以也常并发尿道感染。

建议多饮水，可适当吃点利尿食物，如黄瓜、丝瓜、西瓜、冬瓜、绿豆、薏苡仁、葡萄、菠萝、茯苓、玉米须等，避

免因排尿困难或憋尿而加重膀胱出血。如可用绿豆60克、车前草或淡竹叶30克，煎汤频服。

放射性膀胱炎常合并出血，所以患者往往会伴随不同程度的贫血，为了预防和改善贫血，鼓励患者在日常饮食中增加补血或含铁量高的食物，如大枣、花生、猪肝、木耳、口蘑、鸡蛋、紫菜；还可适当补充酸枣、甜椒、玫瑰果茶、针叶樱桃等富含维生素C的食物，以促进铁的吸收。

避免食用对膀胱有刺激性的食物，如咖啡、酒、辣椒、茶等，或者油腻、生冷、产气的食物，以减轻腹部压力。

缓解不良情绪，摆正心态。很多患者因为尿频、尿急或者血尿等症状而造成心理上的焦虑和忐忑，甚至有的患者会怀疑肿瘤是否转移，从而产生恐惧、紧张等情绪。这时，患者要多与医生沟通，了解当下的病情，配合治疗，多与朋友或亲属聊天或外出走动，保持良好的心态。

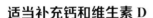

内分泌治疗期

适当补充钙和维生素D

卵巢癌患者的内分泌治疗，易造成钙质流失，容易引起骨质疏松的问题，尤其是绝经后的卵巢癌患者，会进一步加重患者缺钙。

众所周知，牛奶是补钙好手，牛奶的钙磷比是其他食物无法比拟的，所以一直以来是补钙的首选食物来源，但有的患者对牛奶不耐受，出现喝牛奶肚子疼、打屁增多、拉肚子的现象。而且，乳制品的摄入量也是卵巢癌患者需要注意的。那如果不喝牛奶还能怎么补钙呢？

对于这些患者来说，蔬菜就是她们膳食钙的良好选择。一些绿色蔬菜，如西蓝花、羽衣甘蓝、芥蓝、油菜、苋菜、芥菜等，每100克含钙量高达150～300毫克，含钙量不低于牛奶，是内分泌治疗期间较好的补钙来源。并且一些研究证实，人体对西蓝花、羽衣甘蓝这些蔬菜中钙元素的吸收率，可以高达40%。

另外，还可适当食用海带、芝麻、菌菇类，含钙量亦较高。

不过，如今沿海地区甲状腺癌发病率明显增加，当地居民普遍使用加碘盐，海产品吃得也较多，所以沿海地区人群往往是碘过量的较多，甲状腺癌、甲状腺结节的发病率较高。因此，对于沿海地区伴有甲状腺结节、甲状腺癌的卵巢癌患者，建议少吃海带、紫菜之类的海产品。

维生素D能够促进钙的吸收，因此，在摄入钙的同时，建议摄入富含维生素D的食物，如肝脏类、菌菇类、鸡蛋等食物。

另外，为了保证钙的摄入充足，建议卵巢癌患者在内分泌治疗期间，膳食中要保证足量的蛋白质和维生素C。缺乏蛋白质会使血浆蛋白降低，引起骨基质蛋白合成不足，新骨生成落后，引起骨质疏松症。维生素C是骨基质羟脯氨酸合成不可缺少的成分，如缺乏维生素C会引起骨基质减少，引起骨质疏松症。因此，建议患者多摄入富含维生素C的蔬果，如大枣、彩椒、苦瓜、猕猴桃等。

稳定体内激素，避免高脂、高胆固醇食物

卵巢癌的发生、发展与体内激素水平紊乱有很大的关系。有研究证明，脂肪摄入量与体内雌激素水平有关。从高脂饮食改为低脂饮食后，几周内细胞质内的雌激素受体水平就会下降。对女性的一生来说，动物性食物对女性雌激素的影响明显高于植物性食物对女性雌激素的影响。

故避免选择高油、高胆固醇的食物，如动物内脏（猪肾、猪肝等）、动物脑髓（猪脑、羊脑等）、煎炸类食物（炸鸡、炸带鱼、炸猪排等）、猪蹄等。尽量选择一些植物性的食物，如谷薯（玉米、小麦、燕麦、藜麦、红薯等）、绿叶蔬菜等。

合理搭配，促进营养吸收

合理烹饪可促进钙磷吸收。如肉类是磷的优质来源，绿叶菜是钙的良好来源，将肉与绿叶菜合理配餐，可得到理想的钙磷比例，提高钙磷吸收率。尽量避免将含草酸较多的菠菜、苋菜等蔬菜与含钙丰富的豆腐、牛奶同食，以防止草酸与钙结合成不溶性的钙盐，影响钙的吸收；也可以在烹饪时，将此类蔬菜入沸水中焯 1 分钟左右，以降低蔬菜中的草酸。

在加工蔬菜时，可以先洗后切，不宜切得过碎，烹调时间不宜太长，以减少营养素的流失。

预防骨质异常，学会减盐饮食

高盐饮食是骨质疏松症的高危膳食因素。Jones 等研究发现，随着饮食中盐摄入量的增加，尿钙和脱氧吡啶酚

（DPYR）的排泄亦增加，可导致骨钙丢失。因此，内分泌治疗期间，要控制盐的摄入，将每天盐的摄取量控制在 3～4 克，相当于 2 克控盐勺 2 勺的量。食用时，可先装好 2 勺食盐，在每顿烹调时适量加入；也可在每次进餐时适量加入，一天总量不超过 2 勺食盐。

有些患者可能认为，限盐就是烧菜少放盐。其实人们日常的食盐量既包括烹调用盐，也包含了食物中所含钠折合成的食盐。因此，除了要限制食用咸肉和咸鱼等以外，生活中很多食物，如一些添加味精和酱油过多的菜肴，味道过于鲜美的炖菜、老鸭汤，以及咸花卷、皮蛋、咸饼干等含盐量都挺高，尤其要注意控制。

为了避免患者因少盐饮食带来的胃口不好的问题，可以在菜里多放点儿葱、姜、蒜、醋和咖喱等调料进行调味，以代替多油、多盐和多糖的膳食，不仅可以增加食欲，而且这些调味品对健康也有积极的作用。为了增加膳食的鲜美，可在菜里加点虾皮，虾皮含钙多，特别适合于内分泌治疗期间的患者，汤里还可以加点蛤蜊、文蛤等以增加鲜味。

多晒太阳，大有益处

"阳光、空气、水和运动，一向被视为人类生存的四大源泉"。研究表明：皮肤只有在接受紫外线辐射后才能产生维生素 D，而维生素 D 能消除肿瘤形成的血液环境，预防结直肠癌、前列腺癌等。美国哈佛大学医学院的研究认为，目前还没有任何营养素，在防治癌症方面能和维生素 D 相媲美。晒太阳能防癌，美国癌症研究联合会也证实了这一结论。

除了从食物中获取维生素 D 以外，晒太阳也能够帮助人体获得维生素 D，这也是人体获得维生素 D 的主要途径。维生素 D 可促进人体对食物中钙、磷的吸收，对婴儿软骨病、佝偻病有预防作用，对成人则有防治骨质疏松、类风湿关节炎等功效。

晒太阳还能够增强人体的免疫功能，增强吞噬细胞的活力。阳光中的紫外线有很强的杀菌能力，一般细菌和某些病毒在阳光下晒半小时或数小时，就会被杀死。

日光在调节人体生命节律以及心理方面也有一定的作用。晒太阳能够促进人体的血液循环、增强人体新陈代谢的能力、调节中枢神经，从而使人体感到舒展而舒适。阳光中的紫外线还可以刺激骨髓制造红细胞，提高造血功能。

建议可以每天上午 10 点前或下午 4 点之后外出晒太阳，每天以 30 分钟～1 小时为宜。

服中药期间的饮食

服中药期间，要忌食生冷食物，如苦瓜、冬瓜、冰水、冰淇淋、田螺、西瓜、柿子、生鱼片等，以免寒凝气滞，加重病情。

如在服用黄芪、党参、人参、西洋参、红景天、甘草等补气类中药时，不宜与白萝卜同食，以免补气药失去药效。

不宜食用辛辣、油腻、辛热之物，如火锅、芥末、辣椒、花椒、胡椒、桂皮、八角、炸鸡、蛋糕、韭菜、酒、狗肉、羊肉等。

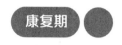

适量多食十字花科类蔬菜

十字花科蔬菜，如西蓝花、卷心菜、羽衣甘蓝、花椰菜、芥菜等，含有大量的生物活性成分，其中芥子油苷又叫硫代葡萄糖苷（GS），是一类广泛存在于十字花科蔬菜中的重要次生代谢物，它具有抗肿瘤、抗氧化、抗菌、调节机体免疫等多重作用。多项研究显示：每周摄入 1～3 份（约等于 1 周吃300～700 克西蓝花或 600～1500 克小白菜等）十字花科蔬菜，可以提高卵巢癌患者的生存率，与其所含的生物活性成分关系密切。

有研究认为，卷心菜中含有丰富的吲哚类化合物，"吲哚"具有防癌抗癌作用，可以避免人类罹患癌症。卷心菜中含有少量的棉籽糖，实验证明，人体肠道不能消化吸收棉籽糖，而大肠的微生物可对其进行分解，产生气体，润肠通便，抑制毒素产生，进而能减少癌症的产生。

花椰菜中含较多微量元素钼，可阻断致癌物质亚硝胺的合成，能起到防癌、抗癌的作用，特别对于卵巢癌、食管癌、肺癌和结肠癌，有很好的防治作用。有研究报告指出，花椰菜还含有一种可以刺激细胞活动的酵素，能阻止癌细胞的合成。

饮食均衡，丰富蔬果种类

除了上述的十字花科类蔬菜以外，蔬果种类应尽量丰富均衡。不同种类的蔬菜，其营养各有特点。

叶菜类如白菜、菠菜和青菜等，富含胡萝卜素、维生素B₂、维生素C、矿物质等营养成分，是膳食纤维的良好来源；根茎类如胡萝卜、大蒜、芋芳、洋葱等，脂肪含量低，含有一定的多糖类物质，并且硒的含量较高；瓜茄类如冬瓜、番茄和茄子等，水分含量高，蛋白质、脂肪含量低；辣椒、苦瓜中则维生素C含量较高；鲜豆类与其他蔬菜相比，蛋白质含量相对较高，脂肪含量低，含有丰富的钾、钙、铁、锌、硒等矿物质。

建议卵巢癌患者每天食用蔬菜类300～500克，尽量保证每天2～3种蔬菜；水果类每天摄入200～350克，并保证每天2～3种水果。

除此之外，尽量多吃红色、黄色和绿色蔬果。红色蔬果，如番茄、红苋菜、红菜薹、红萝卜、红薯、草莓、圣女果、红提、苹果等；黄色蔬果，如黄椒、胡萝卜、南瓜、金针菜、马铃薯、橙子、枇杷、哈密瓜、香蕉、柑橘、香瓜等；绿色蔬果，如菠菜、西蓝花、茼蒿、生菜、菜心、空心菜、青苹果、绿提、牛油果、冬枣、猕猴桃等。

因为蔬菜中维生素含量丰富，高温加热会导致其破坏，因此对于质地脆嫩可口、可生食的蔬菜，如黄瓜、番茄、胡萝卜、柿子椒、莴苣、卷心菜、芹菜等，可以凉拌或者做沙拉食用，既保留了食物的营养，又美味可口。

调补：欲速则不达

何裕民教授经常说，与患者及家属接触久了，对他们的想法和习惯也常了如指掌。有很多家属唯恐患者营养不良，消化功能刚有恢复，就填鸭式地灌个饱。但常事与愿违，补没"速成"，反倒加害患者。

举一典型案例。王某，因腹痛、腹胀、食欲不振，经检查被诊断为卵巢癌，手术后一直在接受何裕民教授的中医药治疗，指标控制得也挺好，胃口渐渐好转。但一次来就诊时，患者又说肚子胀，不想吃东西。何裕民教授一问，原来这一周，患者胃口大开，时常想吃食物，女儿见母亲食欲好，人又消瘦，遂好不容易寻来一只老母鸭，加红枣、桂圆等一起熬，熬透了，嘱患者吃。吃不下，还逼着她多吃一些，旋见如此结果。女儿则在旁边一直说："我看她胃口好了，人太虚，只想给她多补补。""我看着她吃，还很开心……"真是好心办了坏事。

北宋名医庞安时则指出了病后调补的方法，曰："凡病瘥后，先进清粥汤，次进浓粥汤，次进糜粥，亦须少少与之，切勿令任意过食也。至于酒肉，尤当禁忌。"就是说，在疾病的恢复期和康复期，大病刚愈后，饮食应由稀糜渐稠厚，数量由少到多，如此循序渐进，不能过食，至于酒肉之类的食物，当属禁忌之类。

其实，中医学有"虚不受补"之告诫。特别是消化功能偏弱，刚刚有所恢复者，稍微吃得好一点、饱一点，胃肠道即受不了，"消极怠工"，可常见腹胀、呕呃、便秘、腹痛等。

因此，须明确一点，虚人调补，只能细火慢熬！

多喝茶，更健康

我国是茶的原产地，已有 5000 年以上的饮茶史，《诗经》

中就有"谁谓荼苦，其甘如荠"的诗句，其中"荼"即指"茶"。茶叶既是饮料，也是药物，其作为药物使用，也已有数千年的历史了，大约2000多年前，中国西南少数民族地区就开始以茶作为药物。

经过历代医药学家和养生家的应用、发挥和完善，茶（包括药茶）已经成为我国人民防病治病与养生保健的一大特色。即使在现代科技高度发展的今天，茶仍不失为保健上品，其中的多种成分仍有很好的保健治疗作用。

茶叶中主要包括有生物碱、茶多酚、糖类、有机酸、芳香物质、维生素、矿物质等多种化学成分；最重要的有效成分就是茶多酚，含量较高的茶叶中，其可占干重的20%～35%。

茶的防癌抗癌作用与其含有茶多酚有关。研究认为，茶多酚可减弱自由基对DNA的损伤，防止DNA损伤及细胞癌变；有效阻断亚硝胺类在体内形成，以抑制亚硝基化合物的合成；还能提高机体免疫力；甚至可直接抑制癌细胞生长，杀死癌细胞。

因此，建议卵巢癌患者，每天饮茶量为12～15克，分3～4次冲泡为宜。如果是脾胃虚寒的卵巢癌患者，可以饮用红茶；属于温热体质者，可多饮用绿茶。

调适心理，学会宣泄郁闷

相对于男性而言，女性情感细腻、敏感，患癌后出现情绪波动、焦虑、失眠等的人不在少数。而不良的情绪会加重病情，不利于康复。何裕民教授在肿瘤临床治疗中提出"医、药、知、心、食、体、社、环"八字方针，打组合拳治疗卵巢癌，临床疗效颇佳。其中"心"，指心理调适，保持良好的情绪就是卵巢癌患者康复的重要一拳。

女性往往善于倾诉，通过与家人、朋友沟通诉说，及时表达自己的不愉快，及时释放出来，心情就好多了，这是非常好的宣泄郁闷的方式。

何裕民教授说，早年行医，就遇到过这样一例患者，给他启发很大。40多年前，何裕民教授刚刚做医生时，有一天下雨，有个老人找他看病。何裕民教授给她开完方子后，这个老人就滔滔不绝地跟他说：这个人对她不好，那个人对她也不好，尽是家庭琐事。因为何裕民教授当时也没有患者，就一直听她抱怨。讲完以后，这个老人站起来跟何裕民教授说："你这个医生真好。我跟你说了以后，心里开心多了，不吃药病都好多了。"何裕民教授当时很纳闷，不过，很快就醒悟到一点：其实，人都有郁闷的时候，人都需要宣泄，人都需要及时表达情感。

因此，建议患者多结交朋友，多倾诉内心的不适；或者到大自然呼吸一下新鲜空气，多走走，转换心情；平时也可以做一些自己比较感兴趣的事情，如跳舞、烹饪、书法、绘画、旅游、打牌等，能够很好地分散注意力，缓解不良情绪。

饮食上，患者可以适当补充富含B族维生素的食物，如玉米、燕麦、猪肝、荞麦、黑麦、小麦胚芽、芥菜、茼蒿、黄豆、番茄、红薯、杏仁、香蕉等。这类食物可以帮助患者稳定和舒缓不良的情绪，有利于助眠。

动静结合，对抗疲乏

如果说到卵巢癌患者常见的不适症状是什么，你可能想不到会是"疲乏"。与健康人相比，卵巢癌患者所经历的疲乏更加痛苦，这种疲乏还有一种特定的称谓——癌因性疲乏。癌因性疲乏是一种令人沮丧的、持久的、主观的疲乏或衰竭感，包括身体、情绪和认知方面的疲乏，与恶性肿瘤或其治疗有关，会对正常的身体机能造成干扰。癌因性疲乏在治疗和康复过程中会长期存在，十分影响患者的生活质量，尤其是随着化疗的进行，这种无力感更加明显。肿瘤本身就是消耗性疾病，再加上化疗药物副作用导致食欲减退、恶心、呕吐、腹泻等消化道反应，使机体在化疗期间对能量的摄入减少，营养状况因此也变得很差。人是铁，饭是钢，没有良好的营养支持，机体怎么能正常运转。

古代医家称百会穴处为天门，是元神出入的门户，修道者修炼到天人合一的程度，天门就会自然开合，人的生命运化就与天地自然的运化融为一体。"天门"穴在人的头顶部位，只有把精神从巅顶贯彻周身，遍及于四肢末梢，才能真正统帅自己的整个生命运化。无论从身体本身还是人与环境的互动，只有保持动静合一，且动且静，动静不失其度，才能养护生命健康。

运动疗法是人类最古老的康复健身方法。适量的有氧运动可以促使机体新陈代谢，帮助清除堆积的新陈代谢产物，促进胃肠运动，排空增快，会让人更易感受到饥饿感，从而增加了饮食摄入，自然也增加了机体对营养的吸收。同时，有氧运动还能刺激垂体腺，提高中枢神经系统的反应能力，提高机体对强刺激的耐受力，让人们变得不那么脆弱。除此之外，有氧运动还有助于减轻患者的负性情绪，使患者的负性情绪得到释放。运动时机体神经系统会产生微电刺激，这种刺激能缓解肌肉紧张和精神抑郁，还能使大脑皮质放松，减轻心理紧张，可以有效缓解疲乏，提高患者机体功能，恢复患者自信心。尤其是户外运动时，呼吸新鲜的空气，聆听鸟语，鼻嗅花香，看着广阔的天地，心境自然也变得开阔起来。

适度工作，千万别太累

何裕民教授通过长期的临床研究发现，许多已稳定康复了的卵巢癌患者，忘了自己是患者，又恢复当年之"勇"，终致麻烦，甚至不救，这方面惨痛案例太多了。

张女士是位商人，卵巢癌转移患者，CA125 指标一直不正常。经中医药 4～5 年的综合治疗才稳定下来。她从 1997 年起就接受何裕民教授的治疗，到了 2004 年，一直比较稳定。也许是耐不住寂寞，也许是商人习性难改，2004 年起，她求诊少了，告诉何裕民教授她又开始经商了，做些小文具类生意。何裕民教授当时就劝她，充实生活可以，但做生意，拼命想赚钱则不可！她开始还算听话。不久，她告诉何裕民教授生意有点难度，正在努力之中。再后，几月半载不求诊。有一次她总算出现了，但来时面容憔悴，查体后癌症指标等均可。她告诉何裕民教授生意做开了局面，就是人有点累。何裕民教授再三嘱咐，她满口应允。2005 年 4 月，查出 CA125 反弹，她吓坏了！又恢复了每 2 周 1 次的门诊求治，并补做了 1 次化疗。由于同他人的合同已签订，一时半晌她还无法停下生意。2005 年 8 月，张女士出现剧烈腹痛，急诊住进当地医院，此后就再也没出来过。

这只能从中国人文化观念这一更深层次的根底去找寻原因。笔者不得不认为，这是很可悲的事。出人头地、拼命工作等观念，真是害死人！

逛街、聊天：有效的社会支持促康复

人们常说："朋友是最珍贵的财富。"这其实就涉及了社会支持问题。

社会支持理论认为：每个人都生活在与他人交往的社会环境之中，交往的数量与质量，影响着他的心身健康及社会适应状况。具体到个人而言，是否有关系密切，可以随意倾诉郁闷，交流感情，表达真实思想和苦恼，并能获取情感支持和理解，得到有效帮助的亲友，以及这种亲友数量的多与寡（6 个以上为多，3～5 个为中等，1 个没有最糟），常很大程度决定着他（她）的心身状态与健康水准。一个人，如有良好和谐的人际关系，包括家庭、夫妻、亲戚、朋友等，能得到较多的社会成员的理解、支持、帮助，那他在挫折、失败、失落或心身欠健康时，能借助的社会资源就多，自我走出困境的可能性就大，自我调适能力就强；反之，很容易罹患包括癌症在内的各种心身疾病。

2013 年，美国心理学家报道了一个有趣的研究结果：对女性癌症患者康复贡献最大的第一位竟然是小姐妹们经常聚在一起，逛街、聊天、购物、喝咖啡。他们调查后认为：闺蜜之间的亲密关系，常可决定患者的康复状态！这其实就是最有效的社会支持。

女性遇到问题，往往喜欢倾诉，从而希望得到更多的社会支持，这对康复是有利的。当然，这里还须强调患者自身的调整。社会支持是双方的互动，首先患者要有这类意愿，并解除自我封闭，才可能得到真正的社会支持。许多患者生癌后，每每把自己封闭起来，所有朋友一概不再交往，这是十分有害的。须在这方面也给予明确的帮助和指导，让他们能在广泛的社会交往中，获取积极的社会支持，从而更有利于康复。

九

保护卵巢，你需要知道的知识

"上医治未病，中医治欲病，下医治已病"，这是 2000 多年前中国古人对疾病诊治和保健的智慧之谈。对于卵巢癌而言，同样也要注意预防和治疗并举。因此，保护卵巢功能，防止卵巢早衰对女性尤为重要。

卵巢囊肿会转变成卵巢癌吗

卵巢囊肿是指发生在卵巢的囊性肿物，包括生理性的和病理性的。生理性的卵巢囊肿最常见的是卵巢排卵后出现的黄体囊肿，经过 2~3 个月经周期可以逐渐缩小或消失。而病理性的卵巢囊肿，多数为巧克力囊肿、浆液性或黏液性囊腺瘤等。

一般情况下，大部分生理性囊肿无特殊临床症状。若囊肿体积较大，可能会引起下腹坠胀或下腹疼痛、腰骶部酸痛等症状；若是卵巢巧克力囊肿，患者会有痛经、性交痛、慢性盆腔痛、不孕等表现；若出现卵巢囊肿破裂或蒂扭转，会出现下腹突发剧烈疼痛，并伴恶心、呕吐、头晕、冷汗，甚至休克等表现。

因此，当怀疑有卵巢囊肿时，应该去做个妇科检查，通过检查可以了解卵巢囊肿的位置、大小、活动度、有无压痛以及和周围器官的关系。

卵巢囊肿一般不会变成卵巢癌，但如果卵巢囊肿没有完全治疗，是有可能转变成卵巢癌的。卵巢囊肿一般需要手术治疗，防止囊肿蒂扭转，建议做好术前准备，用腹腔镜做囊肿摘除术。另外，术后要抗感染，加强营养，多吃肉类、蔬菜、水果，禁忌辛辣生冷，适量进行一些科学锻炼。卵巢囊肿是良性病变，一般预后较好。

何裕民教授门诊接待过一位家住沈阳的冯女士，32岁，其母亲是卵巢癌患者。冯女士来诊的半年前，有一次洗澡的时候在腹部摸到了一个肿块，她想起最近身体也确实有些不舒服，经常尿频、尿急。于是，她去医院做了一系列相关的妇科检查后发现卵巢内长有一个大小为7厘米的卵巢囊肿。医生建议她尽快做手术剔除卵巢囊肿，以免对身体造成伤害。

后因其母亲有卵巢癌病史，患者就比较担心自己会有患癌的风险。术后患者找到何裕民教授进行中医药调理。谈及手术后的饮食保健，患者自述患病之前因为工作比较繁忙，人比较累，家属及亲朋好友赠送了不少补品，其中不乏名贵中药材，如冬虫夏草、天山雪莲、人参、鹿茸等，还有一些进口的保健食品。术后患者食欲逐渐增加，变得贪食、嘴馋，补品吃了不少。何裕民教授叮嘱她：你饮食过于肥甘厚腻，营养过剩，胃肠负担较重。何裕民教授也告诫患者临床中会存在有患癌的风险，但不要过分关注，并予以患者饮食指导，纠正其饮食的误区。减少高蛋白、高脂肪食物的过量摄入，建议患者清淡饮食，合理运动，放松心情，科学治疗。

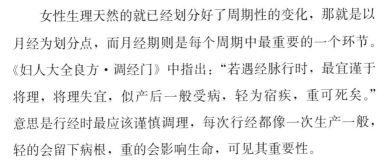

以月为单位，调理周期

女性生理天然的就已经划分好了周期性的变化，那就是以月经为划分点，而月经期则是每个周期中最重要的一个环节。《妇人大全良方·调经门》中指出："若遇经脉行时，最宜谨于将理，将理失宜，似产后一般受病，轻为宿疾，重可死矣。"意思是行经时最应该谨慎调理，每次行经都像一次生产一般，轻的会留下病根，重的会影响生命，可见其重要性。

中医学认为，行经期气随血泄，易受风、寒、热等淫邪侵袭，致经行感冒、痛经、月经不调等，故不宜贪风受凉、淋雨涉水和坐卧湿地。经期血室正开，邪气易乘虚而入，滋生疾病，因此须保持外阴和月经垫的清洁，并禁止房事、盆浴、阴道灌洗和游泳等。

月经期宜食清淡而有营养之品，若过服辛辣香燥，易致血分蕴热，迫血妄行，致月经过多；过食苦寒生冷，易致凝涩胞脉，血行受阻，经行不畅，会出现月经血块多、痛经等。

对于一些平时就很关注养生的女性来说，相信大家对中医名方四物汤不陌生，还有一些诸如当归鸡蛋红糖水等做法。四物汤确实是一个被广泛应用的经典方剂，但并不是人人都适用，对于月经量多、月经颜色鲜红、经期时间较长者，服用四物汤会导致月经量变得更多。那是不是月经量少就可以用了呢？也不尽然。对于一些每天的经量不多，但是经期持续多日的人来说，这也不是个好方法。至于当归鸡蛋红糖水，其中的当归有润肠通便的作用，对于平时就容易腹泻、便溏的人，会加重相应症状。

中医学认为，经血为癸水之阴，每次月经来潮都相当于人体的血海一下子空虚了，所以在月经结束以后，要适当地增加一些滋阴的食物来帮助阴血的恢复，如枸杞子、玉竹、银耳、百合、沙参等。待阴血充盈时，就来到了排卵期，这是一个孕育生命的关键时期。排卵期结束以后就逐渐要为下一次月经来潮做准备了，这段时间可以适当地进食一些温补肾阳的食物，如黑芝麻、肉桂、黑豆、山药等。

有的女性会认为，我并没有生育的打算，不排卵对我没有什么影响。但正常的排卵是正常月经的前提保障，如果一个人排卵不正常，那她的月经情况也不会太理想。

其实月经的变化就像一张太极图，阴和阳在这样不停地消长变化中使月经的来去保持一定的周期性，而我们要做的就是顺应这样的变化，帮助它做好每一次的转变。

"丁克一族"要注意了

如今随着时代的改变，不婚不育的女性以及"丁克一族"越来越多。但多项研究认为，生育是对卵巢的保护，可以减少卵巢癌的发病。

"卵巢不间断排卵学说"是被大多数学者认同的与卵巢癌

高度相关的病因之一。研究认为，在妇女整个育龄期间，卵巢会不断排卵，导致卵巢表面的上皮细胞反复进行损伤-修复，在可能引起炎症的同时，还会让卵泡液中富含的激素刺激卵巢，增加癌变的可能性。我们可以简单地理解为，女性一生中排卵次数越多，患卵巢癌的风险就越高。

大规模的流行病学研究结果也证实了这个理论，研究发现，初潮时间早或绝经时间晚的妇女患卵巢癌的风险较高；而妊娠和哺乳等则是妇女患卵巢癌的保护因素，一生中累计妊娠或哺乳时间越长，患卵巢癌的风险越低。一项针对中国女性进行的月经婚育状况调查结果显示，相对于 20 世纪 30 年代出生的女性，70 年代出生的女性平均初潮年龄提前了近 2 岁，首次生育年龄增加了 6 岁，母乳喂养的时间缩短了 4.5 个月，绝经年龄增加了 1.4 岁。

随着中国经济水平的飞速提高以及社会婚育观念的改变，生育年龄将会继续增加，甚至更多的人选择独身或不孕。有资料表明，独身及不孕是发生卵巢癌的高危因素。原发不孕者较经孕者妇女发病危险性高 1.7 倍，不孕年限越长，其危险性越大。不孕年限达 15 年以上，危险性明显升高。妊娠可降低卵巢恶性肿瘤发生的危险性，孕产及妊娠累积月份越多，发生卵巢恶性肿瘤的危险性越小，3 次足月产能发挥充分的预防效果。哺乳能降低卵巢癌的发生率，尤其是产后 6 个月。累积哺乳时间越长，保护作用则越强。但在相同时间内，哺乳的保护作用较妊娠为低。

通俗地说，排卵会对卵巢上皮有所伤害，这可能会导致卵巢癌。而女性在怀孕期间和哺乳的一段时间里，卵巢不会排卵，这就对卵巢起到了养护作用。哺乳、多孕、多产成为卵巢的保护因素，间接降低了卵巢癌的发病概率。

雌激素≠永葆青春

绝经这个词对于很多女性来说都带着些晦暗而又沉闷的色彩，除了更年期那些恼人的潮热、盗汗症状，"易燃""易爆"的脾气，以及衰老速度加快等，也让生活变得一团糟，心情郁闷，这些都是看得到的。还有一些看不到的烦恼，如大量钙的流失、心脑血管疾病的风险增加等。这些，都让绝经这个词令女性变得抗拒，而这些改变都源于女性体内雌激素水平的显著降低。因此，大家想方设法地令这时期来得晚一点，再晚一点，于是，各种各样的补品、保健品都举着雌激素的大旗，大肆鼓吹其可以让皮肤"细腻、水润、有光泽"，甚至将其定位为"不老神药"，但却忽略了其背后的隐患。

细腻皮肤确实是平衡状态下雌激素的作用之一，它可以促进皮肤的新陈代谢与血液循环，除此之外，雌激素还可以将脂肪选择性的集中在乳房、大腿、臀部，使女性的身材优美且有曲线。这样听起来雌激素确实很吸引人，但是前面所提到的所有正向作用都有一个大前提，那便是机体内雌激素水平的动态平衡。一旦这个平衡被打破，那雌激素便不再是良药，而是转身变成很多疾病的隐患所在。

卵巢癌是一种雌激素依赖性肿瘤，雌激素可以促使卵巢上皮细胞增殖与转化，持续排卵可以看作是卵巢表面不断损伤与修复的循环，而在这种不断刺激之下，就很容易发生癌变。过晚的绝经、过早的初潮都使得相同条件下排卵次数增加了，卵巢每个月都在被不断刺激，雌激素也因此保持较高的生物活性，再加上饮食结构不当，以及保健食品中外来雌激素的催化，卵巢癌、宫颈癌、子宫内膜癌等妇科肿瘤风险则不断增加。

南京有个患者，皮肤看起来特别光嫩细滑，才29岁，还没结婚，却生了妇科肿瘤。她是做服装生意的，稍微有点儿钱，听说雪蛤美容，就每年进补半斤雪蛤，都补了近10年了。何裕民教授说："你为什么会生这个妇科病，就是每年半斤雪蛤造成的。今天，生活条件改善了，我们身体所需的营养已经足够了。你再吃这种东西，皮肤是变好了，但因为雌激素水平高，新的问题又来了，就是受雌激素控制的妇科器官出问题了。"

类似的情况，临床中确实不少！不得不慎！

其实，雪蛤主要富含雌激素，雌激素能促使女性的皮肤变得娇嫩，但也刺激乳腺、卵巢、子宫等妇科器官的细胞，促使它们极度增生。

因此，雌激素是一把双刃剑，如何把握它的平衡才是保持卵巢青春、健康至关重要的一个环节。

甜蜜，成为一种负担

现代年轻人不管是吃饭还是逛街，伏案学习还是"爆肝"工作，总离不开一杯奶茶来续命。还有可乐、雪碧等各式高糖饮料，也都成为很多人的快乐源泉。的确，不管是饮料还是甜点，糖分会促使多巴胺的分泌，使人产生愉悦的感觉，但是这份用甜蜜换来的愉悦背后隐患极大。

过量的甜食易引起肥胖、胰岛素抵抗等问题，引发多囊卵巢综合征等疾病，甚至会引起不孕，以及卵巢癌发生率增加。除此之外，肥胖患者肠道内的菌群多样性会减少，肠道微环境遭到破坏，使得卵巢癌更容易发生大网膜转移。日本有学者研究发现：平时好吃高糖类食物（即精制甜品）的人，患肿瘤的概率比普通人高4~5倍。一项欧洲研究发现，血糖水平较高的妇女罹患癌症的风险也比较高。无论是空腹血糖还是餐后血糖都有这种关系。而且，即便身体并不胖，血糖高也会带来更大的癌症风险。

轻松心态，年轻卵巢

先分享一个小故事：

有一个老太太，大儿子是晒盐的，二儿子是卖伞的。这老太太就整天发愁，晴天替二儿子发愁，担心卖不出去伞，阴天就替大儿子愁，晒不了盐了。由于整天发愁，慢慢身体就出问题了，吃药也没有用。后来遇到一位智者说："老太太您真有福气，晴天的时候大儿子挣钱，阴天的时候二儿子挣钱。"就这么简单一句话居然真改变了老太太，从此她整天笑容满面。真正影响身体的不是事情本身，而是我们看待事情的角度和态度。

2021 年 10 月发表在医学权威杂志《柳叶刀》（*The Lancet*）的一项研究表明，在中国，女性任何一种抑郁障碍的患病率都高于男性，其终生患病率是男性的 1.44 倍。再加上女性的心理更容易受社会、经济变化影响，导致男女抑郁症和焦虑症的发病率差异被进一步拉大。

以新冠肺炎疫情影响为例，某项目组收集了世界上各个国家和地区自 2020 年 1 月—2021 年 1 月心理疾病患者的相关数据，详细对比新冠肺炎疫情前后抑郁症与焦虑症患病率的不同。研究人员对性别和年龄进行亚组分析，结果显示：女性、年轻人的抑郁症和焦虑症患病率更容易受疫情影响。新冠肺炎疫情期间，女性抑郁症病例增加了 3550 百万例，增加幅度为 29.8％；男性增加了 1770 百万例，幅度为 24.0％。女性焦虑症增加了 5180 百万例，增加幅度 27.9％；男性增加了 2440 百万例，增加幅度 21.7％。对于抑郁症和焦虑症的患病率，疫情对女性的影响远大于男性。也就是说，女性的心理感受比男性更敏感，因此也更容易受到不良情绪的负性刺激。

卵巢癌与心理因素相关的多项研究也指出，长期频繁的精神创伤、心情抑郁、焦虑等不良刺激对下丘脑-垂体-卵巢轴造成影响，致使患者激素异常分泌，造成内分泌紊乱。而雌激素刺激作为卵巢癌发病因素之一，早已被医学界认可。因此，纠结较真、焦虑抑郁、闷闷不乐等不良情绪会直接或间接影响卵巢癌的发病和康复。荷兰大规模的前瞻性调查研究发现，生存压力大与患恶性肿瘤的总危险性相关，其中与卵巢癌和乳腺癌发病危险关系更加密切。在日本人群中开展的一项前瞻性研究，评估生存压力与乳腺癌发病危险性之间的关系，发现"感觉生活有意义"及"行事果断"可显著降低女性癌症发病的危险性。国内的研究发现，自评生存压力较大的人群罹患卵巢癌和乳腺癌的风险增加，且压力越大，风险越高。

别做"好女人"

何裕民教授一直对女性提出一句话，就是"千万别做好'女人'。"他认为，城市里的女性癌症患者，绝大多数都是好女人。相对来说，城市里的职业女性，有一批人特别容易生癌。哪些人呢？首先是财务、会计、审计、人事、统计等职业女性；其次是中小学老师；再次是办公室或企业的中级管理人员。

何裕民教授常说起这样一个案例，给所有女性一个警示。南通有个患者，女强人，2003年找何裕民教授看病，那时候已是晚期卵巢癌了，盆腔积液一塌糊涂，没有办法手术了。就用中西医结合的方式进行调理，二三年后居然控制得很好。她原来是搞教育工作的，负责学校的教育管理，一直闲不下来，人又特别要强。身体基本恢复后，被一个民营学校聘去做教务长，何裕民教授就一直叮嘱她，千万要放慢节奏。

最初，她跟何裕民教授说，到那个民营学校仅仅是做个顾问，一周去工作半天。可是，没想到她秉持一贯的认真工作、拼命三郎的劲儿，全身心投入。大概是在2008年，她旧病复发了，被何裕民教授数落一顿："你为什么不想想？我们好不容易把你的指标给控制住了，你现在瞎折腾，连命都不要了？"

何裕民教授原本以为她不会再来了，结果到了 2011 年秋，她在丈夫的陪同下再次赶到了上海。还是老问题，身体稍微好一点，又开始嘚瑟，帮助出出点子，参谋参谋，四个月后又复发了。前后总共折腾七八次，这次她已虚弱得不堪坐立了，何裕民教授居然第一眼没有认出她那变形的脸。她的泪水一下子涌了出来，也许，一切都晚了点，至少现在再要恢复到原来的状态，已无可能。

其实，在我们周围，真有这样要工作不要命的人。城市里女性癌症患者中，有 70% 往往都是些认真得过分的人。

这些女性在工作上比较认真，属劳碌命性格，闲不下来，且平时工作压力较大。面对压力她们往往不能有效释放，且较为强势，要常常"指点江山"。虽然在外人看来她们较为优秀，但实际上她们心理压力更重，经常有压抑、紧张，甚至是抑郁等情绪。她们完全印证了在生活中一丝不苟、极度认真、严谨、生活规律节制，但偏偏易被癌症盯上的这个"魔咒"。

此外，现实生活中，不少女性在工作中言听计从，默默忍受各种不满。回到家里又要做个好妻子、好妈妈，生气了也不表现出来。在外人看来这是所谓的"懂事"，但这类女性由于长期过度压抑自己的情绪，也容易罹患卵巢癌。

如今都市中很多白领女性要承受巨大的工作和家庭双重压力。工作竞争激烈，生活节奏紧张，一些女性为谋求发展而拼命工作。这种极度亢奋、压力巨大的心身状态，极易造成机体内环境、微环境紊乱，自然是癌症发展的"温床"。这也进一步解释了为什么大城市女性更容易患卵巢癌、乳腺癌。

何裕民教授有一位卵巢癌患者，属于前一种性格类型，本人是央企财务总监，患了晚期卵巢癌，且是透明细胞癌类型的。她学习能力很强，非常接受何裕民教授的心身医学理论，手术加 4 次化疗结束后，便常随何裕民教授各地出诊，在旁边坐着静听，几年后整理撰写了一本给姐妹同胞看的书——《被癌症盯上的 11 种女人》。这本书对卵巢癌患者尤其有帮助。推荐给各位姐妹，相信开卷有益。

所以，笔者觉得大家要有所改变。工作只是生活的一部分，还有其他方面的事需要你去做。所以，你还要学会慢生活，学会品味生活的各种乐趣。

微生物，人小力不小

人体就像一个超级生物体，除了承养着自身生命外，还是我们的内脏、口腔、皮肤和其他部位的微生物的孕育者，而肠道菌群是其中的大家族，在成人胃肠道中约有 10^{14} 个微生物。肠道菌群还被很多科学家称作是"另一个你"，因为这些微生物群落的遗传信息大约是人类基因的 100 倍，它的喜、怒、哀、乐会影响你的方方面面。有研究表明，肠道微生物群在化疗有效性中占有一席之地，并提示肠道微生物群的扰动可能会影响化疗的有效性。

要想保护肠道菌群，首先要做到平衡膳食。要多吃新鲜的蔬菜、水果、杂粮等富含纤维素的食物，如蒜苗、生菜、冬菇、芹菜、韭菜、芦笋、大蒜、洋葱、丝瓜、莲藕、卷心菜、苹果、梨、香蕉、番石榴、柿子、葡萄、荞麦、燕麦等。这样既喂饱了肠道菌群，也能为身体提供多种维生素和微量元素。相反，长期的大鱼大肉、高脂肪、高热量饮食，十分不利于肠道菌群的生长。

此外，还可以人为地给它们的队伍增加一些外援，适当地多进食一些富含益生菌的发酵食物，比如酸奶、豆制品等，相当于把益生菌吃进去，在一定程度上也能壮大肠道共生菌群的队伍，巩固它们的力量。茶也是个不错的选择，茶叶里的茶多酚是一种优良的天然抗氧化剂，对自然界的近百种细菌的活性均有抑制性。在泡茶的过程中，茶叶里的茶多酚会慢慢渗出，茶水中含有大量茶多酚，且几乎没有热量，是一种非常健康的饮品。

除了吃什么对菌群有影响外，什么时候吃也是很重要的。肠道菌群在和你一起生活这么久后，也会有自己的生物钟，饮食不规律，让它们饥一顿饱一顿的，会让它们的秩序变得混乱，从而影响内环境的平衡。

另外，尤其需要注意的是，千万不要滥用抗生素，这对肠道菌群与阴道菌群都是致命一击。长期滥用抗生素会将共生菌和致病菌同时杀掉，对菌群造成严重影响，从而破坏各类菌群的平衡。

图书在版编目（CIP）数据

精准饮食抗癌智慧. 生了卵巢癌，怎么吃 / 孙丽红，程羽主编. — 长沙：湖南科学技术出版社，2022.12
　　ISBN 978-7-5710-1994-5

Ⅰ. ①精… Ⅱ. ①孙… ②程… Ⅲ. ①卵巢癌－食物疗法 Ⅳ. ①R273.059

中国国家版本馆 CIP 数据核字 (2023) 第 005484 号

JINGZHUN YINSHI KANG'AI ZHIHUI SHENG LE LUANCHAO'AI，ZENME CHI

精准饮食抗癌智慧 生了卵巢癌，怎么吃

主　　编：孙丽红　程　羽
出 版 人：潘晓山
责任编辑：梅志洁
出版发行：湖南科学技术出版社
社　　址：长沙市芙蓉中路一段 416 号泊富国际金融中心
网　　址：http://www.hnstp.com
邮购联系：0731-84375808
印　　刷：长沙艺铖印刷包装有限公司
　　　　　（印装质量问题请直接与本厂联系）
厂　　址：长沙市宁乡高新区金洲南路 350 号亮之星工业园
邮　　编：410604
版　　次：2022 年 12 月第 1 版
印　　次：2022 年 12 月第 1 次印刷
开　　本：880mm×1230mm　1/32
印　　张：5.25
字　　数：104 千字
书　　号：ISBN 978-7-5710-1994-5
定　　价：38.00 元